临床放射与超声影像诊断应用

李征军 等◎主编

吉林科学技术出版社

图书在版编目（ＣＩＰ）数据

临床放射与超声影像诊断应用 / 李征军等主编.

长春 ：吉林科学技术出版社, 2024. 8. -- ISBN 978-7
-5744-1732-8

Ⅰ. R445.1

中国国家版本馆 CIP 数据核字第 20246R2P51 号

临床放射与超声影像诊断应用

主　　编	李征军　等
出 版 人	宛　霞
责任编辑	李亚哲
封面设计	孙林夕
制　　版	孙林夕
幅面尺寸	185mm×260mm
开　　本	16
字　　数	150 千字
印　　张	10.25
印　　数	1~1500 册
版　　次	2024 年8月第1 版
印　　次	2024年10月第1次印刷

出　　版	吉林科学技术出版社
发　　行	吉林科学技术出版社
地　　址	长春市福祉大路5788 号出版大厦A 座
邮　　编	130118

发行部电话/传真　0431−81629529 81629530 81629531
　　　　　　　　　　81629532 81629533 81629534

储运部电话　0431−86059116

编辑部电话　0431−81629510

印　　刷　廊坊市印艺阁数字科技有限公司

书　　号　ISBN 978−7−5744−1732−8

定　　价　62.00元

《临床放射与超声影像诊断应用》

编委会

主　编

李征军　宜春市妇幼保健院

黄雪柳　宜春市妇幼保健院

骆丽华　宜春市妇幼保健院

唐　磊　四川现代医院

张玉梅　石河子大学第一附属医院

丁瑞雪　济南市平阴县人民医院

副主编

王英群　山东省郓城县妇幼保健院

李昀明　龙南中医院

张　旭　中国中医科学院望京医院超声科

杜　斌　四川大学华西医院

郭欣欣　内蒙古包钢医院

徐　升　恩施土家族苗族自治州中心医院

林支俊　泰州市中医院

王　婵　儋州市人民医院放射科

前　言

　　本书描述医学影像学的表现特征，便于医学学者灵活掌握并指导临床实践，从基础入手，提纲挈领，删繁就简，涵盖整个医学影像学的内容，这是该书的最基本特点，本书内容既简明扼要，又有一定的理论高度，将各医学影像专业的知识系统总结归类，深入浅出，使学有所用，用有所依，将对医学影像学的发展产生较大的推动作用。详细讲述了临床上常见病的影像诊断及介入治疗的思路与技术，涉及乳腺疾病、胸部疾病以及多个系统的疾病诊断和治疗，在本书的编写过程中，将目前国内外最新的概念、学说、理论、观点、成果和技术融入其中，力求做到先进性、科学性、实用性于一体。

目　录

目 录

第一章 呼吸系统影像学诊断

第一节 支气管疾病

一、先天性支气管囊肿

先天性支气管囊肿是支气管肺组织局限性发育异常所致，多为单发，亦可多发；可单房和多房；多为单纯含液，也可单纯含气或为气液囊肿。临床上多无症状。如囊肿与支气管相通，则可合并感染，出现发热、咳嗽、咳痰、胸痛或咯血等症状。

1.X 线平片

（1）单发性支气管囊肿

1）含液囊肿呈肿块或结节影。

2）含气囊肿为薄壁空腔影，含液气囊肿有液平。

3）合并感染时周围有片状阴影，囊内液体增多。

（2）多发性肺囊肿

1）多数为含气囊肿，多发的环形透光阴影相互重叠形成蜂窝或粗网状阴影。

2）合并感染时有液平，液体少时表现为囊肿下壁增厚。

2.CT 检查

（1）囊肿多位于气管旁、隆突附近、肺门、食管旁或肺内，病灶直径 2～10cm 不等，囊壁厚 1～5mm。

（2）含液囊肿多呈单个圆形、卵圆形块影，密度均匀一致，CT 值接近于水，边缘光滑。

（3）位于气管旁或隆突附近的囊肿多单发含液，不与支气管相通；位于肺门或肺内的病灶可与支气管相通而含气或含气液平。

（4）多囊性病变表现为环状、蜂窝状病灶或有液平，甚至出现高低不一多个液平。

（5）继发感染后可见囊肿周围出现渗出性病变，边缘模糊，囊壁增厚，囊肿内见气液平。

3.MRI

（1）MRI 对支气管囊肿的诊断能力与 CT 相仿。

（2）囊液在 T_1WI 上呈低信号，在 T_2WI 上呈高信号。

（3）若囊肿内有出血改变，则在 T_1WI 和 T_2WI 上均呈高信号。

4.诊断、鉴别诊断及比较影像学

支气管囊肿主要应与肺脓肿及后天性肺气囊肿相鉴别。鉴别要点是肺脓肿其壁较肺囊肿显著厚，急性肺脓肿治疗后可完全吸收。后天性肺气囊肿一般指金黄色葡萄球菌肺炎治愈后遗留肺气囊及肺气肿所致的肺大疱，壁很薄，常无液平，仅表现为含气之囊腔。

二、支气管扩张

支气管树内腔的异常增宽称为支气管扩张。可以是先天性的，如见于先天性囊状支气管扩张、IgA 缺乏、原发性低丙种球蛋白血症等；也可以是后天性的，如感染、支气管阻塞及中叶综合征等所致，其中以感染和阻塞为最常见病因。临床上以咳嗽、咳痰、咯血为三大主要症状。

病理上分为四型：①柱状扩张。②囊状扩张。③静脉曲张型扩张。④混合性扩张。

1.X 线平片

（1）肺纹理增粗、模糊、集拢和排列紊乱，可见"双轨征"或蜂窝状阴影。

（2）肺不张和支气管扩张并存。多见于中叶，正位或前弓位呈狭条三角形阴影，侧位尖端连于肺门。

（3）继发性感染时可见斑片状或大片状实变阴影，边缘模糊，囊状阴影内可见液平。

（4）10%胸片无异常，需经支气管造影或 CT 检查发现。

（5）支气管造影可以确诊支气管扩张的存在，并显示其大体病理类型和分布范围。

2.CT 检查

（1）柱状支气管扩张，当支气管呈水平方向走行时，可见圆柱状或管状改变；呈垂直或斜行走行时则主要根据其直径与伴行动脉的差别而定。

（2）曲张型支气管扩张与柱状相似，唯一区别在于前者有支气管壁的改变，可呈蚓状迂曲，支气管壁不规则，可以较为毛糙。

（3）囊状支气管扩张，若支气管呈水平走行，CT 上可呈串珠状；若垂直或斜行走行，则为囊状。多个相邻扩张的支气管构成蜂窝状改变。

（4）合并感染时邻近肺组织内可见片状模糊阴影，囊腔内可见气液平。

3.MRI

在 MRI 上扩张的支气管与 CT 表现相仿，伴行动脉呈流空信号，需注意分辨。

4.诊断、鉴别诊断及比较影像学

囊状支气管扩张病例应与组织细胞病 X 囊状改变和特发性纤维化后期改变相鉴别。组织细胞病 X 囊状改变伴有结节状阴影，其囊壁较支气管壁厚。肺纤维化后期可呈蜂窝状，其病变广泛，但与支气管走行无关。

X 线平片对本病诊断有限，需行支气管造影或 CT、MRI 检查确定诊断。支气管造影为有创伤检查，多在拟手术的病例应用。CT 和 MRI 可以直接显示支气管树，将所见支气管直径与伴行动脉相比较，便可确定支气管扩张的诊断。

三、气管、支气管异物

气管、支气管异物多见于儿童。常见的异物为植物性异物，如花生米、瓜子仁等，多发生于右侧支气管。主要病理改变为气道的机械性阻塞和炎症。较大的异物可引起阻塞性肺炎及肺不张，较小的异物引起呼气性活瓣性阻塞，发生阻塞性肺气肿。异物进入气管内引起刺激性呛咳、呼吸困难、青紫、气喘等。

1.X 线检查

（1）对不透 X 线的异物可显示其形态、大小和停留部位。

（2）对密度较低异物可通过高千伏正位、斜位摄片或断层显示气柱的不连续。

（3）纵隔摆动。

（4）阻塞性肺炎、阻塞性肺气肿和阻塞性肺不张。

2.CT 检查

（1）可显示高密度异物、X 线平片不能显示的密度较低异物。

（2）异物引起的继发性病变，如阻塞性肺炎、肺气肿和肺不张等。

（3）CT 仿真内镜及三维重建可更进一步明确显示异物的部位及大小。

3.诊断

鉴别诊断及比较影像学根据异物吸入病史和典型的临床表现诊断不难。气管内金属异物有时需与食管异物区别，要点为气管异物位于气道的透明阴影内，而食管异物偏后。对于密度较低的异物，CT 优于 X 线。

第二节　肺部炎症

一、大叶性肺炎

大叶性肺炎多发生于青壮年。病原菌多为肺炎链球菌。临床表现起病急，以突发高热寒战、胸痛、咳嗽、咳铁锈色痰为主。化验检查白细胞总数及中性粒细胞明显增高。病理改变分为四期：①充血期。②红色肝样变期。③灰色肝样变期。④消散期。病变晚期如吸收不良或迁延不愈，可发生机化性肺炎，甚至形成炎性假瘤。

1.X 线平片检查

（1）充血期：X 线检查无异常或仅见病变区肺纹理增强、透光度减低或呈磨沙玻璃样。

（2）实变期：肺实变呈大叶性、大叶大部分或肺段的密度增高均匀一致阴影，有时在实变区内见含气支气管影像。不同部位大叶阴影形状不同。

（3）消散期：大叶阴影密度减低不均匀，呈散在斑片状阴影。

2.CT 检查

（1）斑片或大片状密度增高阴影，边缘模糊，形态与肺叶或肺段相同。

（2）病灶密度不均匀，其内可见含气支气管影。

（3）可伴发肺不张及胸膜炎，前者病灶内的含支气管像将有助于区别其他阻塞性肺不张，后者表现为少量渗出积液。

3.MRI 检查

（1）肺炎很少行 MRI 检查。

（2）肺炎病灶在 MRI 上呈中等偏高信号，较 CT 更不均匀，边缘不清，呈斑片状。

（3）按肺叶和肺段分布的病灶，MRI 矢状面和冠状面能直接显示其形态，定位准确。

4.诊断、鉴别诊断及比较影像学

结合典型临床表现，大多数肺炎在 X 线胸片上即可确定诊断，但通常 X 线征象的出现较临床症状为晚。诊断困难时采用 CT 和 MRI。

大叶性肺炎实变期需与肺结核、中央型肺癌引起的肺不张及肺炎型肺癌鉴别。大叶性肺炎消散期应注意、与浸润型肺结核鉴别。

二、支气管肺炎

支气管肺炎多见于婴幼儿、老年人及极度衰弱的患者或为手术后并发症。临床以发热为主要症状，伴有咳嗽、呼吸困难、发绀及胸痛。常见的致病菌为葡萄球菌、肺炎链球菌、病毒及真菌等。可引起阻塞性肺气肿或小叶肺不张。

1.X 线检查

（1）肺纹理增强，边缘模糊。

（2）斑片状、结节状密度增高阴影，沿支气管分布。病灶多位于两肺下野内带，肺叶后部病变较前部多。

（3）阻塞性肺气肿表现：肺野透过度增高，胸廓扩大，肋间隙增宽及横膈低平。

（4）空洞及肺气囊：表现为薄壁圆形透光区，肺炎吸收后可短期内消失，也可残留数月。

（5）胸膜病变：表现为数量不等的胸膜腔积液征。

2.CT 检查

（1）沿支气管分布的斑片状、结节状密度增高阴影。

（2）阻塞性肺气肿。

（3）空洞性病变。

（4）胸膜腔积液。

3.MRI

诊断作用与 CT 相当，通常极少应用。

4.诊断、鉴别诊断及比较影像学

根据病史及 X 线表现诊断不难，但在生命体征极度衰弱的老年患者，机体反应力低，体温可不升高，白细胞总数也可不增多，应予以注意。

支气管肺炎主要依靠 X 线检查，CT 检查可用于判断病变内有无空洞及胸腔积液，是否合并肺脓肿以及脓胸。

三、间质性肺炎

间质性肺炎小儿较成年人多见，病原菌可为细菌和病毒，常继发于流感、麻疹等免疫性传染病。病理为肺间质的浆液渗出及炎性细胞浸润。临床表现有发热、咳嗽、气急及发绀，症状明显而体征表现较少。

1.X 线平片检查

（1）病变广泛，常累及两肺门区及中、下肺野。

（2）肺纹理增粗、模糊并交织呈网状，可伴有小点状阴影。

（3）肺门轻度增大，密度增高，结构模糊。

（4）细小支气管阻塞可引起弥漫性肺气肿或肺不张表现。

（5）消散较肺实质性炎症慢，慢性病例可导致肺间质纤维化。

2.CT 和 MRI

此较少应用，可表现为肺纹理增粗及斑片样密度增高阴影，可发现肺不张及肺气肿病变。

3.诊断、鉴别诊断及比较影像学

间质性肺炎的诊断主要依靠 X 线平片，肺纹理增多，边缘模糊，网状及小点状阴影与肺气肿并存为其主要特点。间质性肺炎的 X 线表现与其他原因引起的肺间质性病变（如尘肺、组织细胞病 X、结节病等）相似，应注意鉴别诊断及比较影像学。

四、肺脓肿

肺脓肿是由化脓性细菌引起的肺坏死性炎性疾病，病原体以金黄色葡萄菌和肺炎链球菌多见。分急、慢性两种，感染途径以吸入性最常见，为血源性和附近器官感染直接蔓延。多为单发，也可多发，右肺较左肺多见，上叶后段及下叶背段是常见部位。起病急剧，以高热、寒战、咳嗽及胸痛为主要症状，严重时出现全身中毒症状。慢性期呈慢性消耗状态，间歇发热及持续性咳嗽、咳痰，可出现杵状指。

1.X 线平片检查

（1）急性肺脓肿

1）单发或多发性团块影，其中可见内壁较光滑的含液小空洞，空洞周边为边缘模糊的密度较均匀的炎性实变区。

2）病灶周围肺纹理增粗、模糊。

3）局部胸膜反应性增厚或胸膜腔积液。

（2）慢性肺脓肿

1）含有液平的较大空洞，内、外壁均较清楚。空洞周围炎性实变区变小，密度不均匀。

2）脓肿周围肺纹理粗乱，可有支气管扩张蜂窝状结构影。

3）明显的胸膜增厚、粘连或胸膜腔积液。病变穿破脏层胸膜可形成脓胸。

4）支气管造影可见脓肿周围扩张的支气管。少数病例对比剂进入空洞内。

2.CT 和 MRI

（1）急性肺脓肿：吸入性多为单发大病灶，血源性多为两侧多发小病灶。

1）早期脓肿形成前，表现为斑片状或大片状阴影，CT 为均匀中等密度，MRI 上呈中等信号，信号略不均匀。

2）空洞：早期为小空洞，随后空洞增大，出现气液平，表现为内壁不规则的厚壁空洞，增强扫描洞壁有强化。

3）治疗及时，炎症逐渐吸收，空洞变小、消失而治愈，CT 上仅遗留少数条状阴影，MRI 上可无阳性发现。

（2）慢性肺脓肿

1）脓肿壁厚而较光滑，腔内可见气液平。血源性者，脓腔大小、形态不一。

2）边缘可见多量纤维增殖所致之条索状影。

3）病灶附近可见支气管扩张或播散性病灶。

4）可伴发脓胸或广泛胸膜增厚。

5）游离积脓平卧位表现为后壁弧形阴影，CT 呈中等密度，MRI 呈长 T_1、长 T_2 信号。

6）包裹性积脓表现为紧贴胸壁之扁丘形病灶，内缘光滑，壁较薄；增强扫描可见壁强化。

3.诊断、鉴别诊断及比较影像学

肺脓肿的诊断一般不难。早期脓肿空洞未形成时，影像表现难与一般肺炎鉴别。空洞形成后应与结核性空洞、肺癌空洞并发感染以及单纯包裹性脓气胸鉴别。

五、肺结核

肺结核是一种由结核杆菌引起的肺部疾病。病理上由渗出、增殖、干酪样变、纤维化或钙化等不同病变组成，但以一种病理改变为主。分为原发型（Ⅰ）、血行播散型（Ⅱ）、浸润型（Ⅲ）、慢性纤维空洞型（Ⅳ）和胸膜炎型（Ⅴ）五种类型。依病程可分为进展期、好转期和稳定期三期。临床表现有全身发热（午后潮热）、盗汗、消瘦等结核中毒症状，呼吸道可出现咳嗽、气急、咯血和胸痛等症状和体征。痰中找到结核菌可确诊。

（一）X线平片检查

1.原发型肺结核（I型）

（1）原发综合征

1）原发病灶：上肺下部或下肺上部的胸膜下圆形、类圆形密度较淡、边缘较模糊的阴影。

2）淋巴结炎：纵隔旁或肺门淋巴结呈肿块样增大，以右侧气管旁和右肺门淋巴结增大多见。

3）淋巴管炎：原发病灶与肺门淋巴结之间的索条状较高密度阴影。三者组合呈"哑铃"形。

（2）胸内淋巴结结核

1）原发病灶已被吸收或病灶过小不易显示。

2）气管旁或肺门淋巴结增大，以右侧气管旁淋巴结增大多见，一侧肺门增大较双侧增大常见。

3）增大的淋巴结边缘清楚者为肿瘤型，边缘模糊者为炎症型。多个淋巴结增大时，边缘可呈波浪状。

4）增大的淋巴结压迫支气管可引起肺不张。

5）淋巴结结核可引起血行或支气管播散。

2.血行播散型肺结核（II型）

（1）急性粟粒型肺结核

1）粟粒样结节：两肺野均匀分布，密度相似，大小一致。

2）结节边缘较清楚，如结节为渗出性或结节融合时，边缘可模糊。

3）正常肺纹理被密集结节遮盖而不能显示。两肺可呈磨砂玻璃样改变。

4）可有肺门或纵隔淋巴结增大。

（2）亚急性或慢性血行播散型肺结核

病灶分布不均匀，主要分布于两肺上、中肺野，锁骨下区病灶较多；有时以一侧上、中肺野为主。

1）病灶结节大小不一致，粟粒样结节、粗结节或腺泡样结节同时混合存在。

2）结节密度不均匀，肺尖、锁骨下区结节密度高，边缘清楚，可有部分纤维化或钙化；其下方可见增殖性病灶或斑片状渗出性病灶。

3）病变恶化时，结节融合扩大，溶解播散，形成空洞，发展成为慢性纤维空洞型肺结核。

3.浸润型肺结核（Ⅲ型）

1）病变常位于一侧或双侧肺尖和锁骨下区，其次为下叶背段。

2）可为斑片状或大片状模糊阴影，亦可为斑片状模糊阴影伴少量边缘较清的增殖小结节，或增殖性小结节伴纤维索条状影和小钙化灶。

3）部分病例可见空洞形成，同侧或对侧肺野可见斑片状播散病灶。

4）部分病例可见结核瘤形成，结核瘤周围有"卫星病灶"。

5）部分干酪性坏死，称干酪性肺炎，肺叶、肺段实变影的密度高，内有虫蚀样空洞，同侧或对侧可有斑片状播散病灶。可有胸膜增厚或粘连。

4.慢性纤维空洞型肺结核（Ⅳ型）

（1）单侧或双侧锁骨下区有多个或单个纤维厚壁空洞，洞内缘光滑，一般无液平面。

（2）空洞的周围有较广泛的纤维素条状病灶，亦可伴有增殖性小结节病灶。

（3）同侧或对侧肺野可见斑片状或小结节状播散性病灶。

（4）病侧肺门上移，下肺纹理牵直呈"垂柳状"；局部肋间隙变窄，气管向病侧移位。

（5）胸膜增厚、粘连。

（6）可伴肺气肿和肺源性心脏病。

5.胸膜炎型（Ⅴ型）

（1）少量胸膜腔积液：肋膈角变钝或消失，透视下液体位置随改变体位或深呼吸而变化。

（2）中至大量胸膜腔积液：肺野呈大片致密阴影，其上部密度略淡，并见模糊的外高内低的弧线状上界边缘。肋间隙增宽，心脏向对侧移位，膈肌向下移位。

（3）叶间裂积液：积液位于叶间，为边缘清楚的梭形阴影，阴影两端有线条状胸膜影相连。

（4）包裹积液：积液局限于胸壁内，呈边缘清楚的圆形或半球形阴影突向肺野，宽底面与胸壁连接。

（二）CT 和 MRI

1.渗出性病变

肺内斑片状或小片状高密度影或中等信号影，边缘模糊，形态不规则。多见于两肺上叶。

2.增生及纤维性病变

此包括结节状增生及纤维条索状增生。前者 CT 和 MRI 表现为中等密度或中等信号圆形或类圆形病灶，边缘清楚。后者常为结节状增生病灶吸收好转后遗留改变，CT呈中等偏高密度，MRI 多呈较低信号，形态不规则，粗细不均，多少不等，走向紊乱。

3.干酪性病灶

干酪性病灶呈斑片或大片状或以叶分布，CT 上一般呈中等密度，MRI 上呈高信号，周围常有稍高密度纤维组织围绕，MRI 上则呈较低信号。

4.结核性空洞

急性空洞为多发小空洞，慢性空洞可分为厚壁空洞、薄壁空洞、张力性空洞及慢性纤维空洞等，以薄壁空洞为多见，空洞内有时可见液平。

5.原发型肺结核

原发型肺结核常可见肺门、纵隔淋巴结肿大及引流淋巴管炎所致条索状影。

（三）诊断、鉴别诊断及比较影像学

一般肺结核根据临床表现、痰菌阳性及普通 X 线检查即能及时做出诊断。结核瘤表现不典型时需与肺癌鉴别；胸内淋巴结结核需与淋巴瘤鉴别。CT能发现非常小的钙化点，较X线平片和MRI更有利于鉴别诊断。

六、原发性支气管肺癌

原发性支气管肺癌发生于主支气管至终末细支气管黏膜上皮、腺上皮及肺泡上皮。40岁以上多见。病理学上可分为鳞癌、腺癌、小细胞癌、大细胞癌及细支气管肺泡癌。根据肺癌发生部位可分为中央型（包括中间型）、周围型及弥漫型。

（一）中央型肺癌

中央型肺癌发生于主、叶及段支气管。依据生长方式分为管内型、管壁型及管外型。管内型侵犯黏膜层及黏膜下层，瘤体呈息肉状或蕈状向腔内突出，以鳞状细胞癌多见。管壁型在管壁内浸润性生长，管壁增厚，管腔不同程度狭窄，多见于鳞状细胞癌及小细胞癌。管外型癌瘤穿透支气管壁外膜向肺内发展，并形成圆形或不规则形肿块，管腔狭窄较轻，多见于小细胞癌。

1.X线平片检查

（1）肺门影增大，密度加深、结构不清，肺门区类圆形或不规则形肿块，常为原发性癌灶和转移淋巴结增大复合影像。

（2）支气管造影或双倾斜断层示主、叶或段支气管壁增厚、变形，管腔呈锥状、杯口状或鼠尾状狭窄、阻塞和（或）腔内息肉、菜花状结节。

（3）病变部远侧相应肺内出现阻塞性肺气肿、肺不张或肺炎。

（4）胸膜腔积液，纵隔及肺门淋巴结肿大和骨质破坏等转移征象。

（5）膈肌麻痹出现矛盾运动和上腔静脉阻塞等压迫征象。

（6）有时出现杵状指、肺性肥大性骨关节病等肺外征象。

2.CT检查

（1）阻塞性改变：有阻塞性肺炎、肺不张、肺气肿及支气管扩张。

（2）支气管改变：支气管管腔狭窄或阻塞，支气管内软组织肿物，支气管管壁增厚及支气管周围肿块。

（3）肺门及纵隔淋巴结增大，可为单发，亦可为多发，多数淋巴结融合，形成较大肿块。

（4）胸膜腔积液：多在肺癌同侧。

3.MRI

（1）肺门肿块是中央型肺癌的主要征象。

（2）能显示肿块与周围大血管的关系。

（3）其他征象与 CT 相似。

（二）周围型肺癌

周围型肺癌发生于肺段支气管和细支气管之间的小支气管，位于肺中间带及周边部位，在肺内形成肿块，以腺癌及鳞状细胞癌多见。临床表现为咳嗽、咳痰、痰中带血，也可无任何临床症状。发生在肺尖部的肺上沟癌可有霍纳综合征，部分病例可伴有关节肿痛及内分泌紊乱症状。

1.X 线检查

（1）单发性肿块阴影，大小不等，以 3～4cm 者多见。

（2）肿块影密度较高，多数比较均匀，部分呈结节堆集而浓淡不均。部分病例可有空洞，洞内壁不规则，有壁结节，很少有液平，以鳞状细胞癌多见，瘤内钙化少见。

（3）肿块边缘多数有分叶、毛刺或脐样切迹，也可边缘光滑。

（4）瘤体周边部可有斑片状阻塞性肺炎阴影。

（5）胸膜下肿块易引起胸膜增厚及胸膜凹陷，亦可有肋骨破坏。

（6）胸内转移时可有胸膜腔积液，肺门及纵隔淋巴结增大。

（7）断层摄影能更清晰显示周边和瘤内结构。

2.CT 检查

（1）结节肺界面有毛刺征、放射冠及分叶征。

（2）结节内部征象：肺癌内部密度多不均匀；若中心坏死，可形成壁厚薄不均空洞；肺癌还可见到结节内的空泡征、支气管充气征；肺癌内钙化少见，约 2%～5%。

（3）胸膜及胸壁侵犯。较大肺癌可累及邻近胸膜至胸壁，在 CT 显示肿块与胸膜界面不清楚；有时可见肋骨破坏，胸膜面小结节。

（4）淋巴结及肺内转移征象：纵隔及肺门淋巴结肿大，两肺可见大小不同结节灶，两下肺较多见。

3.MRI 检查

周围型肺癌主要表现为肺内孤立性结节或肿块，在 T_1WI 呈中等信号（与肌肉相仿），T_2WI 与质子密度像均为高信号。显示肺内病变 MRI 不如 CT。

（三）弥漫型肺癌

肺癌在肺内弥漫分布，一般为细支气管肺泡癌。它可能是原发病灶不明显，而主要表现为肿瘤沿着气道或淋巴管蔓延的肺癌，广泛累及肺实质、肺间质及胸膜等各种结构。

1.X 线平片检查

X 线表现多种多样，可为双肺广泛性网状阴影及粟粒或小结节状阴影，亦可为肺炎样及结节状阴影，常有肺门及纵隔淋巴结增大，同时有胸膜增厚或胸膜腔积液。

2.CT 检查

CT 表现为肺纹理粗、紊乱，呈网状，大小不等多发性结节及片状阴影，肺门及纵隔多处淋巴结增大，不易与肺转移瘤区别。

（四）早期肺癌

早期肺癌一般认为是肿块直径≤2cm、无胸膜浸润及淋巴结转移的周围型肺癌；或者局限于支气管腔内或在肺段、肺叶支气管壁内，无淋巴结和其他转移的中央型肺癌。

1.X 线平片检查

（1）中央型：胸片上可无异常表现。也可表现为肺段或肺叶性阴影，经抗感染治疗阴影消失，但不久后又重新出现。需做断层或支气管造影明确病变。

（2）周围型：①结节型是最常见的类型，约占 80%，为 2cm 以下结节状阴影。大多数边缘有毛刺、分叶或脐凹。少数边缘光滑，密度不均，可有小泡征。位于胸膜下者可有胸膜凹陷征及尾巴征。②浸润型较多见，约占 17%，为 2cm 以下斑片状阴影，边缘模糊，类似肺炎样表现。③空洞型较少见，为厚壁或厚薄不均的小空洞，壁外缘较清，内缘不整齐。

2.CT 和 MRI

（1）可发现胸片上不能见到的阻塞性肺炎及肺段支气管狭窄或阻塞。

（2）等于或小于 2cm 结节阴影，边缘呈分叶状多见，约占 71%～83%。结节边缘可有棘状突起及长短不一的毛刺结构。多数密度较均匀，少数有小圆形低密度区或钙化。胸膜凹陷及尾巴征象出现率约 23%。

（五）诊断、鉴别诊断及比较影像学

绝大多数肺癌表现典型，根据临床表现，综合 X 线平片、CT 和 MRI 所见常可明确诊断。对于一些表现特殊的病例，有时诊断困难，需要结合临床其他检查资料如纤维支气管镜检和活检，以获得诊断依据。早期肺癌需与肺内孤立病灶鉴别，肺癌合并空洞时需与结核空洞、肺脓肿及肺曲霉菌病鉴别。诊断肺癌主要靠 X 线和 CT 检查。

七、肺转移瘤

肺部是转移瘤最多发的部位。任何恶性肿瘤均可转移到肺，最常见的是肾癌、骨肉瘤和绒毛膜上皮癌等。

转移途径主要有血行和淋巴道转移两种，以血行转移最多见。血行转移灶多出现于肺组织边缘的肺血管末梢部位，肺纹理远端。肺淋巴道转移的方式有两种：一是先有肺内血行转移灶，再经肺淋巴管引流到肺门淋巴结；二是先转移到纵隔淋巴结，以后逆行到肺门淋巴结，再发展到肺内淋巴管。

肺与纵隔淋巴结转移后，可因淋巴回流障碍引起胸膜腔积液，此时多为浆液性渗出，如发生胸膜转移，则积液多为血性，且在胸膜上出现实质性的转移结节。

1.X 线检查

（1）血行性转移

1）两肺散在多发性小结节或球形阴影，以中、下肺野多见；边缘较清，密度中等。

多见于肝癌、甲状腺癌、绒毛膜癌及胰腺癌等转移。

2）也可呈单发或多发较大球形阴影。常见于骨肉瘤、肾癌、精原细胞瘤、结肠癌等转移。

（2）淋巴道转移

1）两中、下肺野多发小结节、粟粒状阴影。多见于乳腺癌、肺癌及胃癌转移。

2）可见克氏 B 线。

（3）直接蔓延

1）表现为原发病灶附近出现结节或肿块，见于纵隔、胸膜或胸壁软组织恶性肿瘤。

2）恶性胸腺瘤可沿纵隔胸膜蔓延形成单发或多发性肿块。

2.CT 和 MRI 检查

（1）血行转移

1）多发或单发结节，多为球形高密度实性病灶，边缘比较清楚。

2）可见单发或多发空洞，空洞壁较厚，但不均匀。有些空洞壁较薄，空洞外面比较光滑清楚，呈圆形或不规则形，但常与肺内球形病灶同时存在。

（2）淋巴性转移

1）血管束结节状增厚，小叶间隔增厚呈线形或网状。

2）可见 3～10mm 多发结节影。单纯孤立结节少见。可伴有胸膜腔积液。

3.诊断、鉴别诊断及比较影像学

结合原发恶性肿瘤病史，对多发病灶的血行转移瘤和表现典型的淋巴结转移诊断不难。对无原发灶的肺内单发血行转移灶诊断较困难，需与肺原发良性或恶性肿瘤鉴别。

八、肺错构瘤

肺错构瘤由内胚层和中胚层发育异常而形成，约占肺肿瘤的 3%～5%；发病年龄与肺癌相似，男性多于女性；发生于主支气管、叶支气管及段支气管内者称中央型，发生于肺段以下支气管及肺内者称周围型。

病理成分为软骨平滑肌、脂肪和纤维组织，有包膜，并分为软骨型和纤维型。临床症状和发生部位有关。中央型者可有咳嗽、发热、肺部感染或肺不张症状；周围型者常无任何症状，多为体检时发现。

1.X 线检查

（1）中央型者可为叶、段的肺炎症状表现或肺不张。

（2）断层片见支气管腔内半圆形肿块影，边缘光滑，部分肿块与支气管壁相连，管壁不增厚。

（3）周围型者见肺内单发性球形病灶，直径 2～3cm 者多见，边缘清楚、光滑，较大者边缘可呈波浪状。

（4）纤维型者密度较均匀，软骨型者瘤内可见特征性爆米花样钙化。

2.CT 和 MRI 检查

（1）中央型者见主、叶支气管内软组织密度球形肿物，边缘光滑，远端肺内可呈高密度阻塞性肺炎或肺不张影。

（2）周围型错构瘤的密度特点对定性诊断有价值：局限性脂肪低密度区；散在高密度钙化；少数呈弥漫性钙化或钙化位于肿瘤周围部。

（3）纤维型错构瘤与周围型肺癌鉴别比较困难。

（4）MRI 上，若瘤内含有脂肪，则可出现结节内高信号影，对诊断有较大帮助。

3.诊断、鉴别诊断及比较影像学

肺内结节状病变中具有典型的钙化和脂肪组织时，诊断错构瘤不难。当表现缺乏特征性时，需与周围型肺癌、结核瘤和肺腺瘤等鉴别。

第二章　消化系统影像学诊断

第一节　急腹症

急腹症是一类以急性腹痛为突出表现的腹部疾病的总称，涉及消化、泌尿、生殖及循环等系统的多种疾病。此外，其他系统或某些全身性疾病也可出现类似急腹症的影像学表现。因此，急腹症不仅是日常临床工作中的常见病，也是在诊断上较为繁杂疑难、内容较广泛的一组疾病。

一、检查技术

急腹症常用的影像检查技术包括 X 线检查、CT 检查、超声检查，而 MRI 检查的应用相对较少。通过了解急腹症的各种影像检查方法、应用范围、限度，有助于合理选用。

急腹症影像检查的目的在于明确疾病的有无、病变的部位、范围、性质及并发症等，以便为疾病诊断、治疗计划制定和疗效评估提供依据。

（一）X 线检查

X 线检查前一般不做胃肠道的清理准备，最好在胃肠减压、放置肛管、灌肠及给吗啡类药物治疗前进行，以保持腹部原有的病理生理状态。

1.透视及 X 线平片

（1）透视：可观察膈肌运动和胃肠蠕动情况，通过压迫了解胃肠活动度，还可排除外胸部疾病。常用于胃肠穿孔和肠梗阻诊断的筛选。

（2）X 线平片：常用摄影体位有仰卧前后位，仰卧水平侧位，侧卧水平正位，站立正、侧位和倒立正、侧位等。

仰卧前后位，不能显示腹腔内的气液平面，对腹腔内游离气体显示较差，但对腹部的其他病理情况均可显示，包括肠内积气、积气肠管在腹腔内的分布位置、实质脏器形态变化、软组织块影、腹腔积液及腹壁改变等，因而是基本摄影体位。其他体位，由于重力关系，器官及腹内液体均下坠，致使近地侧的投影有一定重叠，而腹内游离气体及含气较多的肠袢则上浮，因而显示在照片的上方。

上腹部病变，如膈下脓肿、肝脓肿等，多采用仰卧前后位和仰卧水平侧位或站立正、侧位，以便对脓腔进行三维空间定位。胃肠道穿孔、梗阻、外伤、腹腔和腹内脏器感染，则用仰卧前后位和侧卧水平正位，以便了解腹内气体及液体的游动情况。先天性直肠肛门闭锁，则多用倒立侧位检查。

2.造影检查

钡剂或空气灌肠检查主要用于回盲肠部肠套叠、乙状结肠扭转、结肠癌所致梗阻及先天性肠旋转不良等。对肠套叠和乙状结肠扭转，部分病例还可行灌肠整复。钡餐主要用于检查先天性幽门肥厚、十二指肠梗阻等。口服胃影葡胺可用于胃肠道穿孔及肠梗阻等检查。对急性消化道大出血，需进行选择性或超选择性血管造影，在明确出血部位后，可滴注加压素或栓塞止血。

（二）CT检查

1.平扫

目前在急腹症影像检查中，CT扫描已成为腹部X线平片的重要补充手段，尤其是部分疾病如急性阑尾炎，腹部X线平片价值不大，而应首选CT扫描。而对于常见的肠梗阻、胃肠穿孔所致全腹膜炎等疾病，由于CT检查能提供更多的诊断信息，亦可作为首选检查方法。

CT扫描范围一般应上自横膈、下达盆腔，也可重点检查病变可能累及的解剖范围。为显示腹内游离气体所使用的窗技术，能将气体与脂肪区分开。

2.增强扫描

主要用于腹内脏器损伤、炎症及腹腔脓肿，也可用于了解肠梗阻血供障碍。除需静脉滴注对比剂外，其扫描技术基本同于平扫，仅窗技术略有不同。个别情况按需要可行动态扫描，以观察不同时相病变的密度变化（对于不明原因的急腹症，推荐扫描门静脉期及延迟期，一般不选择动脉期），例如判断急性胰腺炎有无胰腺坏死。

（三）超声检查

取仰卧位，将探头置于腹部，作纵、横向扫查。由于急症就诊，事先未能饮食控制，肠道气体干扰有时非常严重，影响了对胆囊疾病、特别是胰腺疾病的清晰显示。因此在病情允许的情况下，患者应空腹并适当饮水后再行检查。对于急腹症患者的扫查不应局限于疼痛部位，应注意检查其他常见的容易发生急腹症的部位（如阑尾、盆腔）以及一般不进行常规检查的部位（如肠道等）。

（四）MRI 检查

目前处于初步应用，不作介绍。

二、正常影像表现

（一）X 线检查

1.X 线平片

正常情况下，由于腹壁与腹内器官缺乏自然对比，因而腹部平片所显示的软组织层次较少，主要有以下几种：

（1）腹壁与盆壁：腹膜外（主要指腹膜后）间隙及器官周围的脂肪组织，于 X 线平片上显示为灰黑影。腹部前后位片上，在两侧胁腹壁内，可见腹膜外脂肪影，上起第 10 肋骨下端，向下延伸到髂凹而逐渐消失，称胁腹线。肾周脂肪线是肾周间隙的脂肪组织投影。

腰大肌、腰方肌位于腹后壁，闭孔内肌、提肛肌等处于盆腹膜外，由于肌鞘内脂肪的对比，摄影条件好的腹部前后位平片也可将它们的边缘显示出来。

正常腹部平片，还可显示腹部及盆腔的骨性支持结构及胸腹壁软组织。

（2）实质脏器：肝、脾、肾等呈中等密度，借助于器官周围或邻近脂肪组织和相邻充气胃肠的对比，在腹部平片上，可显示器官的轮廓、大小、形状及位置。正位像上部分患者可显示肝下缘，微向上突或较平直，肝下缘与肝外缘相交形成肝角，一般呈锐角。脾上极与左膈影融合而不显示，下极较圆钝。两肾沿腰大肌上部两侧排列。胰腺于平片上不易显示。子宫仅偶尔显影，位于膀胱上缘上方，呈扁圆形软组织密度影。

（3）空腔脏器：胃肠道、胆囊、膀胱等脏器为中等密度，依腔内的内容物不同而有不同的 X 线表现。胃、十二指肠球部及结肠内可含气体，于腹部平片可显示部分内腔。小肠除婴幼儿可有积气外，一般充满食糜及消化液，与肠壁同属中等密度，因缺乏对比而不能显示。若胃内有较多固态食物，结肠或直肠内有较多粪便，由于它们周围有气体衬托，故可显示软组织密度斑片或团块影。结肠分布于腹部四周。膀胱和胆囊周围有少量脂肪，偶尔也可显示部分边缘。

2.造影检查的正常表现

（一）X 线检查

1.X 线平片正常情况下，由于腹壁与腹内器官缺乏自然对比，因而腹部平片所显示的软组织层次较少，主要有：

（1）腹壁与盆壁：腹膜外（主要指腹膜后）间隙及器官周围的脂肪组织，于平片上显示为灰黑影。腹部前后位片上，在两侧胁腹壁内，可见腹膜外脂肪影，上起第 10 肋骨下端，向下延伸到髂凹而逐渐消失，称胁腹线。肾周脂肪线是肾周间隙的脂肪组织投影。

腰大肌、腰方肌位于腹后壁，闭孔内肌、提肛肌等处于盆腹膜外，由于肌鞘内脂肪的对比，摄影条件好的腹部前后位平片也可将它们的边缘显示出来。

正常腹部平片，还可显示腹部及盆腔的骨性支持结构及胸腹壁软组织。

（2）实质脏器：肝、脾、肾等呈中等密度，借助于器官周围或邻近脂肪组织和相邻充气胃肠的对比，在腹部平片上，可显示器官的轮廓、大小、形状及位置。正位像上部分患者可显示肝下缘，微向上突或较平直，肝下缘与肝外缘相交形成肝角，一般呈锐角。脾上极与左膈影融合而不显示，下极较圆钝。两肾沿腰大肌上部两侧排列。胰腺于平片上不易显示。子宫仅偶尔显影，位于膀胱上缘上穷，呈扁圆形软组织密度影。

（3）空腔脏器：胃肠道、胆囊、膀胱等脏器为中等密度，依腔内的内容物不同而有不同的 X 线表现。胃、十二指肠球部及结肠内可含气体，于腹部平片可显示部分内腔。小肠除婴幼儿可有积气外，一般充满食糜及消化液，与肠壁同属中等密度，因缺乏对比而不能显示。若胃内有较多固态食物，结肠或直肠内有较多粪便，由于它们周围有气体衬托，故可显示软组织密度斑片或团块影。结肠分布于腹部四周。膀胱和胆囊周围有少量脂肪，偶尔也可显示部分边缘。

（二）CT 和超声检查

CT 平扫可以观察肝脏、脾、肾脏、胰腺、盆腔和腹膜后间隙等解剖结构的密度和形态。对胃肠道可以观察其位置、大小、形态和密度。正常腹腔内无积气、积液表现。增强 CT 显示胃肠道系膜血管和胃肠道管壁发生强化。

三、基本病变表现

（一）X 线检查

1.X 线平片

急腹症时，腹部的各主要解剖结构可因病理改变而发生密度或形态的变化，从而形成不同的异常表现，现分述如下。

（1）腹腔积气：某种病因导致腹膜腔内积气且随体位改变而游动，该气体则称游离气腹。立位投照，气体可上浮到横膈与肝或胃之间，显示为透亮的新月形气体影。侧卧水平位投照，气体则浮游到靠上方侧腹壁与腹内脏器外壁之间。仰卧前后位时，气体浮聚于腹腔前方，可使居前方的肝镰状韧带和脏器外壁得以显示。若腹腔内气体局限于某处，且不随体位改变而移动，则称之为局限性气腹。腹腔内游离气体常见于胃肠穿孔、腹腔术后或合并感染。

此外，某些病理情况，在实质脏器内（如肝内脓肿）、血管内（如肠缺血性坏死的门静脉内积气）、胆管内（如胆肠瘘或吻合术后）以及胃肠壁内（如新生儿坏死性小肠结肠炎），均可有积气征象。

（2）腹腔积液：各种不同的病因如感染、外伤、肝硬化、肿瘤、低蛋白血症等均可导致腹腔积液，简称腹液。腹液在腹腔内坠积于低处。仰卧位时，以盆腔和上腹腔内的肝肾隐窝最低，为两侧结肠旁沟。大量腹液时，胀气的肠曲漂浮于腹中部。肠曲间也可有腹液，仰卧位片上，表现为肠间隙加宽，但改变为侧卧水平位投照时，因肠曲之间的腹液流向近地侧，其肠间隙将相对变窄，且近地侧腹部密度显著增高。不同体位投照所显示的肠间隙宽度的变化，可帮助判断有无腹液存在并大致估计其量的多少。

（3）实质脏器增大：如肝、脾、肾等增大，则在轮廓、形状等方面发生改变。同时可能压迫、推移相邻脏器，尤其是含气的空腔脏器，致使显示出一定程度的受压移位征象。

（4）空腔脏器内积气、积液并管腔扩大：胃肠腔内积气、积液和管腔扩大表现最常见于梗阻性病变，也见于炎症和外伤。十二指肠降段梗阻，其近侧的胃和十二指肠球部胀气扩大，在立位或侧卧水平位投照，可表现出"双泡征"。小肠和结肠充气扩大，在气体衬托下，可通过观察肠黏膜皱襞的形态而将它们区分。同时可观察肠曲位置、排列形式、活动度以及肠黏膜皱襞增粗、肠壁增厚等改变，进而分析梗阻的平面及类型。

正常时，空肠居左上腹，回肠居右下腹及盆腔。小肠及其系膜扭转，如扭转度为180°的奇数倍（如180°、540°）时，则可出现易位情况，即空肠位于右下腹，回肠位于左上腹。回、盲肠套叠，回肠套入较深时，对小肠系膜的牵引较明显，也可造成右下腹空虚，并使套叠近侧小肠移向右下腹。

肠曲排列形式及活动度的变化，对诊断有一定的意义。小肠系膜扭转，胀气的肠曲常因系膜紧缩、牵引，而出现向周围伸展及活动度受限，即有向心性集中和对称性排列的倾向。粘连性肠梗阻常有肠曲活动度减少，甚至固定。

肠黏膜皱襞和肠壁增厚常发生于肠壁的循环障碍，如绞窄性肠梗阻、肠系膜血管血栓形成，亦常见于肠炎特别是坏死性肠炎以及肠壁损伤等。腹腔感染，因肠外炎性物附着，也可使肠壁增厚。

（5）腹内肿块影：肿块在相邻充气肠曲对比下可显示为均匀的软组织块影，有较清晰的边界。假性肿块又称"假肿瘤"征，是两端闭锁的绞窄肠段，即闭袢内充满大量液体的表现。其密度较高，致使仰卧正位片上，呈肿块影像，而侧卧水平位照片上则在该软组织块影的上部显示一短小的液面，可与真正的实体性肿块区别。

（6）腹内高密度影：主要为阳性结石、钙斑和异物。阳性结石包括泌尿系结石、阑尾粪石和部分胆系胆石。阑尾粪石常呈分层同心环状，居右下腹。钙斑包括胎粪性腹膜炎、扭转的卵巢畸胎瘤等。前者常并有粘连性肠梗阻。

（7）腹壁异常：包括腹脂线异常、腹壁软组织肿胀、组织间积气和腹壁肌张力异常等。

炎症或外伤使脂肪组织发生充血、水肿、坏死和出血等，致使腹脂线增宽，透明度下降甚至消失。可发生于腹膜后间隙病变或与腹脂线相邻的腹腔内病变。

炎症、外伤还可使腹壁软组织增厚，密度增加和向外突出。腹壁软组织内还可显示组织间积气，气体可来源于腹膜后或间位空腔脏器向腹膜外破裂，另外也见于开放性腹壁损伤。

（8）下胸部异常：急腹症时，胸膜、肺底、膈肌和下胸壁软组织可发生改变。例如，膈下脓肿，常有同侧胸腔积液、肺底炎症、膈肌上升及活动度减小和胸壁局部肿胀等。

2.造影检查

急腹症时造影检查，依检查方法和部位不同可有以下异常表现。

（1）钡剂、空气灌肠：应用于急腹症时可有以下表现。

1）急性肠套叠时：回结型和回盲结型套叠均可导致肠梗阻。钡剂或空气灌肠可显示套头梗阻端所形成的杯口状或半圆形充盈缺损；依 X 线投射方向与肠套叠软组织肿块长轴的关系是垂直或一致而显示不同形态充盈缺损。由于逆行灌注的钡剂或空气伸入到套鞘内，因而可显示弹簧状的套鞘征。

2）乙状结肠扭转时：钡剂或空气逆行灌注受阻于梗阻处，突然呈削尖样或鸟喙状狭窄，甚至完全阻塞。

3）结肠癌所致结肠梗阻时：钡剂可于病变处显示不规则狭窄或环形狭窄，甚至完全阻塞。

（2）泌尿系造影：主要用于检查急性肾及膀胱外伤，可有以下表现。

1）肾破裂时：行静脉肾盂造影可显示肾盂、肾盏连续性受损，对比剂外溢，进入有撕裂伤的肾实质内或进入肾包膜下、肾周间隙内。

2）膀胱破裂时：行静脉肾盂造影，当对比剂充盈膀胱后，可能显示膀胱边缘模糊不清，甚至对比剂可进入腹腔内或盆外筋膜间隙内（因膀胱部分居腹腔内，部分居腹膜外间隙）。

（二）CT 检查

1.CT 平扫

由于 CT 对软组织密度的分辨力高于 X 线，使腹内脏器、肌肉、脂肪等组织清晰显影，对急腹症引起的异常密度变化，如脏器的水肿、脓肿、腹液、异常气体及液体的潴留、异常钙化及异物等均可确切显示。

（1）异常气体及液体潴留：在普通 X 线检查难以确认者，如急性胰腺炎的炎性渗出液或其他原因造成的积气、积液且所居位置较深时，CT 检查可确切检出。

（2）异常钙化灶：CT 对钙化病灶的检出比 X 线平片敏感，如对腹内部分肿瘤的钙化及结石的检查，常可以明确显示。

（3）腹内脏器外伤：如肝脾破裂、肾包膜下出血以及其他脏器损伤，CT 检查可以直接显示破裂后的裂隙和损伤的范围，并可大致判断出血的时间及出血量。出血常因混有一定的胆汁（肝破裂）、胰液（胰腺破裂）或尿液（肾破裂），并且从出血到 CT 扫描时间的不同，致使损伤处及腹腔内、腹膜后间隙液体有不同的 CT 值。

（4）腹内肿块：CT 检查可以明确肿块的有无、肿块的位置及其与周围脏器的关系，对肿块的鉴别诊断亦具有重要价值。

2.CT 增强扫描

急腹症一般不首选 CT 增强扫描，若疑为实质脏器外伤破裂或腹内肿块而平扫难以确定或疑为肠系膜血管病变时选用。

（1）实质脏器增强扫描：①可以更清楚显示脏器挫裂伤、实质血肿、包膜下出血，以及血液进入相邻间隙内等征象。②实质脏器肿瘤破入腹腔导致的大出血，以及脏器炎症、脓肿等病变的 CT 增强表现。

（2）肠管及肠系膜增强扫描的异常表现：可归纳为如下方面，①肠壁可异常增强、密度增高；②肠壁内积气；③肠系膜血管拉长、增粗、不正常走行、集中，血流灌注延迟，甚至闭塞；④门静脉内积气。

（3）腹部大血管增强扫描的异常表现：主要为腹主动脉瘤或夹层破裂。可显示腹主动脉瘤所致管径扩大，以及可能出现的对比剂溢入大血管周围和腹膜后间隙。主动脉夹层破裂还可显示腹主动脉内有真腔、假腔。依腹主动脉病变破裂外溢血液的多少，侵犯范围的大小而产生不同程度的脏器（主要为肾、胰腺、十二指肠降部等腹膜后间隙脏器）推移表现。

（4）腹膜腔增强扫描的异常表现：当腹膜炎症及脓肿形成时，可以显示腹膜增厚，密度增高等改变。

（三）超声检查

超声检查对于胆囊炎、胆石症、急性胰腺炎、肠梗阻、外伤都有一定的价值，主要异常表现有以下几个方面：

1.异常气体与液体

游离气体存在时可见膈下、肝脾前方强回声，后方伴有声影。肠梗阻时肠腔扩大中的积液表现为液性暗区，胃肠道穿孔后内容物流入腹腔刺激腹膜也可见局部的腹液征象。

2.实质脏器外伤

肝脾破裂时显示外形膨隆，轮廓中断，新鲜出血为强回声、低回声或不均匀回声，包膜下血肿表现为混合性回声肿块，被压缩的脏器如肝、肾实质回声增强。

3.胆道和胰腺急性炎症与胆石症

超声检查简便、可靠。急性胆囊炎时胆囊壁增厚、模糊；胆囊内结石呈强光点、光斑或光团伴声影为其特征。急性胰腺炎时胰腺肿大、回声减低。

四、疾病诊断

急腹症中常见的有胃肠穿孔并全腹膜炎、腹腔脓肿、肠梗阻、腹部脏器损伤及腹主动脉瘤破裂等。本节将叙述肠梗阻、胃肠穿孔与腹部脏器损伤的影像学检查及表现，其他内容将在腹部有关章节中介绍。

（一）肠梗阻

肠梗阻是肠内容物运行障碍所致的急腹症，临床上常见。影像学检查的目的在于：明确有无肠梗阻；若有肠梗阻则应进一步明确梗阻的类型，并判断梗阻是完全性还是不完全性；此外，还需确定梗阻的位置并寻找梗阻的原因。

【临床与病理】

肠梗阻一般分为机械性、动力性和血运性三类。机械性肠梗阻分单纯性与绞窄性两类。前者只有肠管通过障碍，无血液循环障碍，后者同时有血液循环障碍。动力性肠梗阻分为麻痹性肠梗阻与痉挛性肠梗阻，肠管本身并无导致通过障碍的器质性病变。血运性肠梗阻见于肠系膜血管血栓形成或栓塞，有血循环障碍和肠肌运动功能失调。

【影像学表现】

不同类型肠梗阻有不同的影像学表现特点。

1.单纯性小肠梗阻

当小肠梗阻发生后3～6小时，各种影像检查手段如立位或侧卧水平位 X 线平片、超声检查、CT 扫描均可显示出梗阻近端肠曲胀气扩大，肠内有高低不等的阶梯状气液面，肠壁与肠黏膜皱襞除非病程较长，一般无明显增厚。梗阻段远侧无气体或仅有少许气体。据胀气扩大肠曲的类型可估计梗阻的位置。高位梗阻时，梗阻近端肠管主要存留液体，气体多因呕吐而排出，此时上腹部仅可见少量含气扩张的小肠阴影，中下腹部则无任何肠腔显影，此情况如患者临床症状明显应警惕为高位小肠梗阻的可能。低位小肠梗阻的特征是扩张肠腔及液面多，分布范围可占据整个腹部。

CT 扫描可发现在扩张的近端肠管与塌陷或正常管径的远侧肠管之间的"移行段"，其为判断梗阻部位和原因的重要依据。

不同的致病因素，尚可在影像学上有一定特征，如胆石性肠梗阻可能在梗阻处显示阳性结石，或显示因胆肠内瘘所致的肝内胆管积气；蛔虫堵塞所致的肠梗阻可在小肠内显示有大量成团、成束的蛔虫影像。

2.绞窄性小肠梗阻

由于绞窄性肠梗阻多为闭袢性肠梗阻，常见于扭转、内疝、套叠和粘连等，多有小肠系膜受累，肠曲活动被牵制，伸展受限，因而有肠曲向某一固定部位聚集的表现。肠壁循环障碍可导致肠壁增厚（后期可变薄）、黏膜皱襞增粗、肠内积液和液面较高等改变。闭袢性肠梗阻，肠腔内充满液体，在腹平片上表现为软组织密度的肿块，称为"假肿瘤"征。如充气闭袢肠管呈"U"形，由于在形态上类似咖啡豆，则称为"咖啡豆"征。绞窄性小肠梗阻后期，由于肠系膜的血管常发生狭窄或闭塞，从而易引起肠坏死，还可并发腹腔积液；由于合并动力性因素，结肠和直肠也可以充气。

不同病因所致绞窄性肠梗阻还各具一定影像表现特点。例如，小肠扭转、内疝及粘连时，常合并"假肿瘤"征或"咖啡豆"征；粘连性肠梗阻，比较其仰卧前后位和侧卧水平正位 X 线平片，若充气积液的小肠曲排列变化小，表明肠曲排列不随体位改变而变化，提示肠曲活动性减低，部分病例可出现肠曲纠集征象和肠曲转角较急的表现；急性肠套叠可显示套叠部的种种表现，如超声和 CT 检查所显示的同心圆征或靶环征等。

CT 扫描对判断肠管缺血程度有一定帮助，肠壁轻度增厚、靶征及肠系膜血管集中等征象反映肠管缺血属轻度或存在可复性；而 CT 平扫肠壁密度增加、积气以及肠系膜出血等征象则提示肠管缺血比较严重甚至已肠梗死，增强 CT 还可提供进一步的诊断信息。

3.结肠梗阻

大肠癌、乙状结肠扭转是大肠梗阻常见的病因。它们都可能产生闭袢性肠梗阻征象。前者因癌肿近侧结肠扩张、压力增大，将回盲瓣闭塞，导致肿瘤与回盲瓣双端闭锁，形成闭袢，使该段结肠内大量积液。后者为乙状结肠连同系膜扭转而导致该段肠曲双端闭锁，内含大量液体，呈马蹄状，其圆弧部向上，两肢向下并拢达左下腹梗阻点，这种特征性的表现可在立位X线平片时清晰显示；钡剂灌肠时，完全梗阻的患者表现为钡剂充盈乙状结肠下部，向上逐步变细，并指向一侧，呈鸟嘴状。梗阻近侧结肠胀气扩大并积液。胀气扩大的结肠可显示出结肠袋且整个结肠均位于腹部周围，借此可与小肠扩张区别。

4.麻痹性肠梗阻

麻痹性肠梗阻又称肠麻痹。全部肠管均处于麻痹扩张状态，无器质性狭窄。常见于急性腹膜炎、脓毒败血症、腹部术后、低血钾症、严重外伤或外伤性休克以及腹膜后间隙感染或血肿等。腹部X线平片及CT扫描表现包括：大小肠呈均等性扩张和积气，可有液面形成。除小肠结肠扩张外，有时胃也扩张。其中结肠扩张显著，通常以全结肠扩张充气为诊断本病的重要依据。结肠充气多分布在腹周结肠框内，立位多见于肝、脾曲结肠。如能将肝、脾下缘衬托出，即为肝、脾曲结肠充气的依据。卧位气体多见于横结肠及乙状结肠。麻痹性肠梗阻立位也可见到液平面，但一般少于机械性肠梗阻。多次检查肠管形态改变不明显是本症的又一重要特征。

【诊断与鉴别诊断】

用影像学方法评价临床拟诊肠梗阻的急腹症患者时，应注意以下几个方面。

1.对有无肠梗阻的判定

在发生完全性机械性肠梗阻数小时之后，梗阻近端的肠曲扩张并且有积气、积液。在立位腹平片和侧卧水平投照腹平片上，可见到扩张的肠曲，其中可见到气液平面。在完全性肠梗阻发生后的24~48小时，梗阻远端的肠管内的气体即被吸收，表现为梗阻段以下肠管内看不到肠气。虽然在肠梗阻的早期或不完全性肠梗阻的病例，结肠内有气体存在，但小肠机械性梗阻时小肠含气量明显多于结肠。根据这种表现可以和小肠、结肠均匀扩张的麻痹性（动力性）肠梗阻相鉴别。

2.对肠梗阻部位判定

根据肠曲扩张和液平面的部位、数量及肠黏膜皱襞的特点可以判断肠梗阻的大致部位。由于梗阻段以下的肠管处于空虚状态，不含气体和液体，所以肠管扩张和液平面的位置常可提示梗阻段的大致位置。小肠近端的梗阻扩张的肠曲少、液平面少并且多位于上腹部。小肠远端的梗阻则扩张的肠曲多、液平面多，有时扩张积气的肠曲和液平面可遍及全腹，如回肠末端的梗阻。结肠梗阻时，由于回盲瓣的单向通过作用，在梗阻的早期，积气和积液主要发生在结肠；而小肠的积气和积液现象则不明显。随着病程的进展，回盲瓣的功能丧失，此时小肠也可有较多的肠曲扩张和积气、积液。小肠和结肠同时明显扩张的情况更常见于麻痹性肠梗阻。根据扩张肠管黏膜皱襞的类型也可区分小肠和结肠，小肠黏膜呈弹簧状，贯穿肠管横径的全长，而结肠的半月瓣仅能到达肠管横径的一部分。

3.对肠梗阻有无绞窄性的判定

绞窄性肠梗阻由于肠系膜血管受到压迫，必然引起不同程度的血运障碍。绞窄的后果，除引起肠腔通道完全阻塞外，肠壁由开始的瘀血、肿胀、增厚、大量渗出到缺血，以致最终坏死。故绞窄性肠梗阻可出现如下征象：①闭袢内大量积液形成假肿瘤征。②闭袢大量积气扩张形成所谓咖啡豆征。③若出现肠坏死可见肠壁内出现线状或小泡状气体影。④病变发展快，1～2天可出现腹腔积液、腹脂线不清。

（二）胃肠道穿孔

胃肠道穿孔常继发于溃疡、创伤破裂、炎症及肿瘤，其中胃十二指肠溃疡穿孔最为常见。创伤破裂通常发生于肠管，多由闭合性损伤引起。肿瘤穿孔是因肿瘤坏死或肿瘤引起的肠梗阻所致。此外，肠伤寒、局限性肠炎、坏死性肠炎以及溃疡性结肠炎也可造成肠穿孔。

【临床与病理】

胃十二指肠溃疡穿孔多发生在前壁，穿孔直径一般为0.5～1.6cm。穿孔的同时胃十二指肠内的气体和内容物流入腹腔，引起气腹和急性腹膜炎。慢性穿孔多发生在后壁，尤其多见于十二指肠后壁，穿透前浆膜与附近组织器官粘连，有时溃疡虽很深，但内容物不会流入腹腔。由于小肠肠曲彼此紧靠，穿孔后纤维蛋白沉着，相互粘连，穿孔很快被封闭，故小肠内容物流出少，且小肠气体少，也较少造成气腹。结肠气体量较多，穿孔后肠内容物随大量气体流入腹腔，易形成气腹和局限性或全腹膜炎。

临床特点是起病骤然，持续性上腹剧痛，不久可延及全腹，产生腹肌紧张，全腹压痛与反跳痛等腹膜刺激症状。

【影像学表现】

1.X 线检查

腹部平片检查发现气腹是诊断胃肠道穿孔的重要征象，但属非直接征象。因此发现气腹后首先应排除非胃肠道穿孔所致之气腹。气腹常能提示胃肠穿孔，但不能定位。此外，还应注意虽有穿孔但无气腹，故 X 线检查未见气腹也不能完全排除胃肠道穿孔。

当胃肠道穿孔穿入腹腔内时，主要 X 线表现为气腹、腹液、腹脂线异常和麻痹性肠胀气等征象，其表现如前述。

在 X 线检查中，以游离气腹最重要。应注意几种情况：①胃、十二指肠球部及结肠，正常时可以有气体，因此穿孔后大都有游离气腹征象；②小肠及阑尾，正常时一般无气体，穿孔后很少有游离气腹征象；③胃后壁溃疡穿孔，胃内气体可进入小网膜囊，如网膜孔不通畅，气体则局限在网膜囊内，立位照片中中腹显示气腔或气液腔，即网膜囊上隐窝充气，而气体并不进入大腹腔；④腹膜间位或腹膜后空腔器官向腹膜后间隙穿孔，气体进入肾旁前间隙，还可进入腹膜后其他间隙，出现腹膜后间隙充气症状，而腹腔内并无游离气体。因此，没有游离气腹征象并不能排除胃肠道穿孔。

2.腹腔内积液及气液征象

为胃肠穿孔后，胃肠内容物进入腹腔引起的化学性和细菌性腹膜炎表现还可发生相邻肋腹脂线变模糊、肠曲反应性淤积、肠麻痹等征象。

3.腹腔脓肿症状

局限性腹膜炎可形成腹腔脓肿，多位于腹腔间隙或隐窝中，常以腹壁、器官及韧带形成脓腔壁。主要 X 线表现：

（1）可见气液空腔或气泡征象。

（2）脓腔无气体时，表现为组织肿块影。

（3）脓肿相邻器官受压移位。

（4）脓肿周围炎性浸润，相邻脂肪线增宽、密度增高或消失。

（5）炎症扩散，相关间隙、隐窝因脓液引流而形成新的脓肿，因此有时可见多发脓肿征象。

（6）上腹腔淋巴炎性引流，可出现胸腔积液、肺底炎症及小叶肺不张等。

（7）膈下脓肿，出现压迫膈、肝等征象。结肠旁脓肿位于结肠旁沟时，结肠旁沟增宽，邻近结肠受压移位。盆腔脓肿常使相邻盆壁脂肪线发生改变，直肠受压向对侧移位。

CT 平扫检查：胃肠穿孔后，CT 检查能敏感地发现少量气腹和腹膜后积气，亦可确认积液以及积液的部位和量，特别是能显示少量积液。如横结肠系膜上方的腹腔积液最初位于肝后下间隙内，居肝右叶后内侧与右肾之间，是横结肠系膜上方腹腔最低处，表现为围绕肝右叶后内缘的水样密度。横结肠系膜下方的积液，早期位于盆腔的膀胱直肠陷窝或子宫直肠陷窝内，表现为边界清晰水样密度，其后可延伸至结肠旁沟内。大量积液时，小肠漂浮，集中在前腹部，这时低密度脂肪性肠系膜在周围腹腔积液衬托下可清楚显示。而小网膜囊积液于胃体后壁与胰腺之间呈水样低密度区，大量积液时，脾胃韧带受推移。

CT 检查对于腹腔脓肿的显示较 X 线清晰，而且对比增强扫描可见脓肿壁呈环状强化。

超声检查：胃肠道穿孔主要表现是腹腔内游离气体和游离液体。超声检查在腹腔高位处，可见闪烁强回声，后方伴部分声影。胃肠道穿孔后，内容物流入腹腔，腹膜受刺激而产生渗出液，局部出现腹腔积液征以及局限性或全腹膜炎征象。

【诊断与鉴别诊断】

胃肠道穿孔以胃、十二指肠溃疡穿孔最常见。穿孔穿入腹膜腔内时，主要出现气腹、腹液、腹脂线异常以及麻痹性肠胀气等征象，一般不难诊断。

胃前壁穿孔在腹膜腔内形成游离气体。但要注意后壁穿孔的气体局限于小网膜囊内；腹膜间位或腹膜后空腔器官向腹膜后间隙穿孔，气体进入并积存于肾旁前间隙及腹膜后其他间隙，而腹腔内并无游离气体。因此，没有游离气体并不能排除胃肠穿孔。继发腹膜炎征象，主要是腹液、邻近胁腹脂线变模糊、邻近肠曲反应性淤积及肠麻痹，对诊断也有一定价值。

原发性腹膜炎无气腹征象，可与胃肠穿孔所致继发性腹膜炎区分。

总之，胃肠道穿孔以 X 线透视、腹部平片检查为主，结合临床症状、体征和发病经过，易明确诊断。CT 和超声检查则主要用于检查胃肠道穿孔后的并发症。

（三）腹部外伤

腹部外伤主要是指腹部受到外力的撞击而产生的闭合性损伤，常累及实质性脏器如肝、脾、肾和/或空腔脏器，可发生在腹膜腔或腹膜后间隙。

【临床与病理】

实质脏器闭合性损伤可在实质内或包膜下形成血肿，亦可破裂而合并邻近腹腔间隙、陷窝内积血。空腔脏器外伤性破裂依受累脏器位于腹膜内或腹膜外而有不同改变。例如，胃、空肠、回肠、横结肠等，发生破裂，其胃肠内容物及出血进入腹膜腔可导致急性腹膜炎；而十二指肠降、升段或升、降结肠向后方破裂，肠内容物及出血则进入到腹膜后间隙。在临床表现上，暴力点及体征方面也各有一定特点。实质性脏器损伤的发生率依递减顺序为脾、肝、肾、胰等。

【影像学表现】

实质脏器包膜下血肿：超声检查肝、脾、肾包膜基本上完整，肝、脾、肾切面形态失常，其表面与腹壁间可见扁圆形代表血肿的无回声区，内部可见散在小光点回声，并有漂浮感，血肿位置若较深，在肝、脾实质周边出现边缘不清低回声或边界清晰的无回声区，有时还可见条索状间隔回声，为血凝块所致。CT 扫描包膜下血肿呈高或等密度影，脏器实质可显示压迫内陷。

实质脏器内血肿：在超声及 CT 扫描中，在肝、脾、肾实质内可显示血肿征象。超声呈局限性边界不清的不规则低回声区，其内部有小片状无回声区及不规则回声增强等。CT 扫描，肝、脾实质内血肿密度与正常组织形成明显差异。CT 平扫时急性出血区密度可以增高；出血较久，其密度可以减低。

实质脏器破裂：其包膜不完整，超声及 CT 扫描不一定显示。但于膈下、肝肾陷窝、肾周、盆腔及左右结肠旁沟等区域可识别积血，超声显示积血形成的无回声区，CT 扫描显示不同密度的积液，并可见相应的肝、脾、肾脏内的血肿表现。

【诊断与鉴别诊断】

腹部闭合性损伤影像表现有：脏器实质内或包膜下血肿，腹腔内积气、积血和急性腹膜炎征象等。结合明确的外伤史、相应的临床症状与体征，诊断并不难。

腹部闭合性损伤首选的检查方法是 CT 检查，有很高的敏感性与特异性，且可明确损伤的类型与范围，必要时可进行 CT 增强扫描还可提供更多的诊断信息；超声检查也有一定的诊断价值，而 X 线平片则提供的诊断依据不多，腹部平片结合超声检查可互补其不足。

腹部闭合性损伤常需与非外伤性出血，如脾自发性破裂、肝癌破裂等鉴别，结合临床、超声及 CT 表现不难区分。

五、各种影像检查的比较与优选

对于急腹症影像检查方法的优选，一般以普通 X 线检查为主，如透视、常规 X 线平片等。除个别情况外，大多可提供诊断信息。对此类疾病，CT 检查较 X 线检查显示的影像征象更加丰富和明确，如对显示脏器破裂伤、包膜下血肿、器官周围出血、腹腔内积液、脓肿、肠套叠以及机械性和血运性肠梗阻、急性胆囊炎、急性阑尾炎、阑尾周围脓肿等疾病可提供更多的诊断信息。而超声检查则在检查腹部实质性脏器的外伤、腹腔积液、局限脓肿、胆系结石、胆道梗阻、泌尿系结石、肠套叠、急性胆囊炎、急性胰腺炎及其并发症、急性阑尾炎等均有一定价值，且其简便、经济，能弥补腹部平片的不足。急性胃肠道大出血则应行急诊血管造影，可在解决诊断的同时进行介入治疗。

第二节 肝脏

肝脏、胆系和胰腺是重要的消化器官，在解剖和生理学上都存在着相互协同和制约的关系，疾病的发生和发展也往往互为因果。脾虽然不是消化器官，但与肝脏关系密切且同位于上腹部。肝脏、胆系、胰腺和脾常见的疾病有炎症、肿瘤、结石和弥漫性病变等，现代影像学检查对这些病变大都能够做出明确的定位和定性诊断，是临床重要的检查手段。

一、检查技术

1.X 线检查

（1）X 线平片：包括腹部平片和右上腹区平片，临床上很少应用。

（2）肝血管造影：①肝动脉造影，采用 Seldinger 插管技术把导管插入腹腔动脉或肝动脉，用压力注射器注射对比剂后行 DSA 连续采集影像，获得肝动脉期、实质期、肝静脉期血管造影像；②门静脉造影，是把导管插入脾动脉或肠系膜上动脉后注入对比剂，经门静脉回流至肝脏而使之显影的方法。

2.超声检查

检查前不需特殊准备，患者仰卧，探头经右侧肋间、右肋缘下、正中剑突下行有序的矢状、横断、纵断、斜切面扫查，从各种切面显示肝脏。彩色多普勒血流显像可显示肝脏血管。

3.CT 检查

（1）平扫检查：肝脏的 CT 扫描实际上包括了上腹部的 CT 扫描。扫描前常规口服 1%～2%的泛影葡胺 500～800mL 以使胃肠道显影。扫描范围自膈顶至肝的下缘。扫描层厚一般为 10mm；小的病灶，层厚可用 2～5mm。多层螺旋 CT 扫描层厚为 5～10mm，并能以 1～2mm 薄层重建，还可视需要在后处理工作站上进行图像的冠状位、矢状位等 MPR 重组。

（2）增强检查：在平扫发现异常，特别是发现占位性病变难以鉴别，或其他检查提示有占位性病变而平扫未发现病灶时，通常需行对比增强检查。方法是使用非离子型或离子型对比剂 100mL，以 2～3mL/s 的流量经静脉注射，分别于开始注射后 20～25s、50～60s、110～120s 进行扫描，以获得肝脏动脉期、门静脉期和平衡期的 CT 图像。行图像后处理还可获得 CTA 图像，更清楚地显示肝动脉、门静脉、肝静脉等血管。

4.MRI 检查

（1）普通检查：常进行轴位和冠状位成像。检查范围为全部肝脏，常规采用 SE 和 FSE 序列，包括 T_1WI 和 T_2WI，必要时可辅以脂肪抑制技术，以进一步鉴别病灶内是否存在脂肪组织。

（2）增强检查：普通检查发现病变难以鉴别时可进行对比增强检查。对比剂常用钆-二乙三铵五醋酸（Gd-DTPA）。静脉注射对比剂后，可进行多期扫描，获得肝实质增强的各时相 MRI；或行血管增强追踪检查，获得清晰的肝动脉、门静脉和肝静脉全貌的 MRA，为肝占位性病变的鉴别诊断或为清晰显示肝血管提供有价值的信息。静脉注射超顺磁性氧化铁（SPIO）后扫描，对比剂被正常肝内 Kupffer 细胞摄取，使肝实质在 T_2WI 上信号明显降低，而不含 Kupffer 细胞的肿瘤组织则保持原来相对高信号，从而提高肿瘤的检出率。

二、正常影像表现

1.X 线检查

肝脏的 X 线平片检查临床应用价值不大。肝动脉造影或门静脉造影可清楚显示肝动脉和门静脉。肝动脉表现为肝实质内树枝状分布的血管影，自肝门至外围逐渐变细，走行自然，边缘光滑整齐。肠系膜上静脉与脾静脉汇合为门静脉后，在肝门处分为左、右支入肝。肝静脉多数情况下显影不佳。

2.超声检查

正常肝脏呈楔形，右叶厚而大，向左渐小而薄。超声除显示解剖上的左叶、右叶和尾叶外，通过清晰显示的肝左、中、右静脉和门静脉及其走向，又把肝分为八个Couinaud 解剖功能段，即尾叶为 S1，左外上段为 S2，左外下段为 S3，左内段为 S4，右前下段为 S5、右后下段为 S6，右后上段为 S7，右前上段为 S8。肝脏表面光滑锐利。其大小形态因患者体形、身长与胖瘦而异。左叶下缘角和外缘角小于 45°，右叶下缘角大于 75°。右叶前后径为 8～10cm，最大斜径为 10～14cm，左叶厚度不超过 6cm，长度不超过 9cm。肝实质表现为均匀一致的弥漫细小点状中等度回声。肝血管表现血管壁回声较强，血管腔无回声。肝门区可见门静脉及左右分支，门静脉壁较厚，回声增强；肝静脉壁比较薄，回声比较低，平直走向汇入下腔静脉。在胰腺上缘的横断层面可显示腹腔动脉干及其主要分支肝总动脉。

3.CT 检查

横断图像不同层面上，肝脏的形态和大小不同。MPR 图像亦可从冠状位或矢状位上清楚观察肝脏的大小与形态。肝脏边缘轮廓光滑、棱角锐利、外缘紧贴腹壁。正常肝脏由膈顶至肝下缘不超过 15cm。可通过肝叶径线测量并计算比例来评估肝叶的大小。方法为在肝门横断面上，以门静脉主干的右缘为界，分别测量左、右叶最大前后径和右、尾叶最大横径，正常肝右、左叶前后径比值约为 1.2～1.9，肝右/尾叶横径比例约为 2～3。肝实质平扫表现为均匀一致的软组织密度，比脾密度高，CT 值为 55～75HU。肝静脉或门静脉通常在肝实质内表现为条形或圆形低密度影。肝脏为肝动脉和门静脉双重供血的器官，前者约占血供 25%，后者约占血供 75%。

对比增强检查时，动脉期可显示肝动脉及其分支，表现为散在分布的线状、点状高密度影，此期肝实质还没有出现对比增强；门静脉期肝实质发生对比增强，密度明显增高，增强密度均匀一致，门静脉及其左右分支增强更为明显，能够清楚显示，边缘清晰；平衡期肝实质对比增强密度逐渐下降，并于第二肝门层面显示增强的左、中、右三支肝静脉回流入下腔静脉，为肝段划分的血管标志。

4.MRI 检查

MRI 图像所显示肝脏的形态、边缘轮廓和大小与 CT 相同。正常肝实质表现为 T_1WI

中等信号，并高于脾的信号，T_2WI 表现为低信号，且明显低于脾的信号，信号均匀一致。对比增强后，肝实质表现 T_1WI 信号增高，增强效果与 CT 相同。较大的肝动脉、门静脉、肝静脉及下腔静脉由于流空效应，SE 序列 T_1WI、T_2WI 都表现无信号的管状结构，但肝内较小的血管结构则表现为流动相关增强效应，而呈高信号的条状管状结构。胆管在 T_1WI 也表现为低信号影，在 T_2WI 表现高信号影。梯度回波快速成像或增强后血管增强追踪检查，二维或三维成像可更好地显示门静脉、肝静脉，表现为高信号血管结构。

三、基本病变表现

1.肝的大小与形态异常

肝明显增大，如有巨大的占位性病变，X 线平片可见右膈隆起，肝下角下移，超声、CT、MRI 可见肝边缘变钝，超声显示肝随呼吸上下移动幅度变小，CT 或 MRI 表现肝叶饱满，前后径及横径超过正常范围；肝萎缩则相反，如肝硬化，表现全肝体积缩小、变形，肝外缘与腹壁距离增宽，肝裂、胆囊窝增宽，也可表现一个肝叶增大而另一肝叶萎缩，导致各肝叶大小比例失常。

2.肝的边缘与轮廓异常

肝硬化再生结节或占位性病变等突出肝表面，致使肝边缘与轮廓发生异常，超声、CT、MRI 显示肝缘角变钝，失去正常的棱角或光滑的外缘，肝轮廓凹凸不平，边缘呈锯齿状或波浪状。

3.肝的弥漫性病变

各种病因引起弥漫性肝细胞变性、坏死，超声显示肝实质光点稍增粗，回声稍增强，呈不均匀、密集小点状分布的异常回声；CT 表现全肝、或某一肝叶、肝段的密度增高、减低或混杂密度，依病变的不同，境界可清楚或模糊，密度均匀或不均匀；MRI 表现灶性或弥漫性异常信号，重度脂肪浸润 T_1WI 呈高信号，T_2WI 呈稍高信号，脂肪抑制序列则表现信号明显减低，如果肝发生含铁血黄素沉着，则 T_1WI 和 T_2WI 都表现为低信号。

4.肝的局灶性病变

或占位性病变肝囊肿、脓肿、寄生虫病和肿瘤可形成肝内肿块，对周围肝实质、血管、胆管等组织产生推压移位，即为占位性病变。血管造影显示肝血管受压移位，肿块内可出现病理血管，肿瘤染色；无血供的肿块，在显影的肝实质内出现无对比剂的充盈缺损区。超声检查占位性病变可表现低回声、等回声、高回声和混杂回声肿块，境界清楚或不清楚，部分肿块周围可见低回声晕。CT 平扫肝占位性病变多表现为单发或多发的圆形或类似圆形低密度肿块，少数表现为高密度，如血肿或钙化。增强 CT 扫描，囊肿或缺乏血供的病变不强化或仅轻度强化；脓肿表现肿块边缘明显强化；海绵状血管瘤动脉期表现边缘明显结节状强化，门静脉期至平衡期及延迟期，强化逐渐向肿瘤中心扩展；肝细胞癌在动脉期多表现为明显或比较明显强化，但门静脉期强化程度很快下降。MRI 对占位性病变的大小、形态、数目、边缘的显示与 CT 所见相似，而 MRI 信号则可为低信号、等信号、高信号及混杂信号。大多数病变在 T_1WI 表现为低信号，T_2WI 表现为高信号。肝囊肿在 T_1WI 上呈极低信号，T_2WI 呈极高信号；海绵状血管瘤在 T_1WI 上表现稍低信号，T_2WI 呈明显高信号；肝细胞癌在 T_1WI 上表现稍低信号，T_2WI 表现稍高信号。静脉注射对比剂后行快速多期检查，肿块对比增强表现与 CT 多期扫描表现相同。

5.肝血管异常

肝血管异常包括肝动脉、肝静脉和门静脉的异常。血管造影可见肝血管增粗、变细、血管浸润、狭窄、阻塞和门静脉充盈缺损。超声检查，肝硬化可见门静脉内径增加，门脉高压可出现门静脉反向血流，副脐静脉开放、胃冠状静脉扩张等；门静脉癌栓亦见门静脉扩张，腔内出现局限性实性回声肿块，血管壁破坏。增强 CT 扫描，肝硬化合并门静脉高压可见肝动脉变细、扭曲，门静脉主干扩张，胃底和食管静脉曲张；门静脉或肝静脉血栓或癌栓在对比增强后显示充盈缺损；血供丰富的肝肿瘤在对比增强扫描，可显示供血血管增粗，肿瘤内部出现大小不等、走向混乱、扭曲的血管团，为肿瘤的病理血管；在动脉期扫描，一旦出现门静脉或肝静脉显影则提示动静脉瘘。

MRI 检查，门静脉癌栓表现门静脉增粗，T_1WI 呈低信号或稍高信号，T_2WI 呈高信号。静脉注射 Gd-DTPA 行血管增强追踪多期检查，更容易显示门静脉高压的门静脉增粗或癌栓引起的门静脉充盈缺损。

四、疾病诊断

肝脏常见的疾病主要包括弥漫性病变和占位性病变，前者如肝硬化、脂肪肝等，后者如原发性肝癌、海绵状血管瘤、肝脓肿等，大部分肝脏疾病通过超声检查、CT 检查及 MRI 检查都可做出影像学诊断。

（一）肝脓肿

【临床与病理】

肝脓肿为肝组织局限性化脓性炎症。临床上以细菌性和阿米巴性肝脓肿常见。这些致病菌通过血液循环到达肝脏，产生溶组织酶，病变的肝组织充血、水肿及大量白细胞浸润。随之，白细胞崩解，组织液化坏死，形成脓腔，周围肉芽组织增生形成脓肿壁，脓肿壁周围肝组织可有水肿。脓肿常为单房，部分为多房，可单发或多发。临床上表现为肝大、肝区疼痛和全身性炎症反应。

【影像学表现】

1.X 线平片检查

较大的脓肿，平片可见右膈膨隆，肝区可出现含气或液平的脓腔影。肝动脉造影显示血管受压移位，脓肿周围可见新生血管或脓肿壁染色，脓腔不染色。

2.超声

可见单发或多发的低回声或无回声肿块，脓肿壁表现强回声，厚薄不等，外缘光滑，内缘不平整。脓肿后壁回声增强，侧壁清楚，无回声失落现象。脓肿后方亦见回声增强。脓肿周围显示由亮逐渐变暗的环状回声，为水肿带。脓腔的无回声、脓肿壁的强回声和周围的低回声形成了所谓"环中环征"。脓肿内如出现气体，则在气体后方出现狭长带状强回声即"彗星尾征"。

3.CT

平扫显示肝实质内圆形或类圆形低密度区，中央为脓腔，密度均匀或不均匀，CT值高于水而低于肝实质，部分病例脓肿内出现小气泡或液平面。环绕脓腔可见密度低于肝而高于脓腔的环状影为脓肿壁。急性期脓肿壁外周可出现环状低密度水肿带。对比增强检查，脓肿壁呈环形明显强化，脓腔无强化，而周围水肿带发生延迟强化。低密度的脓腔和环形强化的脓肿壁以及周围早期无强化的低密度水肿带构成了"环征"。"环征"和脓肿内的小气泡为肝脓肿的特征性表现。

4.MRI 检查

肝脓肿的脓腔在 T_1WI 呈均匀或不均匀的低信号，T_2WI 表现高信号。脓肿壁 T_1WI 上的信号强度高于脓腔而低于肝实质，T_2WI 上的信号强度则低于脓腔并略高于肝实质。周围的水肿带 T_2WI 上呈明显高信号。Gd-DTPA 对比增强后，脓肿壁呈环形强化。

【诊断与鉴别诊断】

CT 和超声是肝脓肿首选的影像学检查方法，MRI 则有助于肝脓肿的鉴别诊断。细菌性和阿米巴性肝脓肿有共同的 CT 和超声征象，大多表现为厚壁的囊性病灶，同时出现典型的"环征"和病灶内的小气泡。两者的鉴别诊断有赖于临床资料，后者血白细胞和中性粒细胞计数不高，粪便中可找到阿米巴滋养体。早期肝脓肿未出现液化时需与肝细胞癌鉴别，结合临床有无炎症反应，甲胎蛋白（AFP）是否升高或短期复查脓肿有明显变化可以鉴别，必要时可穿刺活检确诊。

（二）肝海绵状血管瘤

【临床与病理】

肝海绵状血管瘤为常见的肝良性肿瘤，根据 Adam 等统计占肝良性肿瘤的 84%。常见于女性，为男性的 4.5～5 倍。多见于 30～60 岁。临床上可无任何症状，偶然在体检中发现。巨大肿瘤可出现上腹部胀痛不适，肿瘤破裂可引起肝脏出血。

肿瘤 90% 为单发，10% 为多发。直径从 2mm 到 20cm 不等，超过 5cm 者称巨大海绵状血管瘤。肿瘤实际上是由许多扩张、扭曲的异常血窦组成，内衬单层的血管内皮细胞。血窦内纤维组织不完全间隔形成海绵状结构，并充满新鲜血液。偶尔肿瘤内血栓形成，并可出现钙化。

【影像学表现】

1.X 线平片检查

肝动脉造影主要表现为：供血动脉增粗，巨大肿瘤压迫周围血管呈弧形移位，出现"抱球征"；动脉早期，肿瘤边缘出现斑点、棉团状染色；静脉期，肿瘤染色逐渐向中央扩散而达到均匀一致；这种轮廓清楚、均匀的肿瘤染色一直持续到肝实质后期。

2.超声

肿瘤表现为圆形或类圆形肿块，境界清楚，边缘可见裂开征、血管进入或血管贯通征。肿瘤多表现为强回声，少数为低回声，或呈高低混杂的不均匀回声。巨大肿瘤，扫查中用探头压迫肿瘤部位，可见肿瘤受压变形。

3.CT

平扫表现为肝实质内境界清楚的圆形或类圆形低密度肿块，CT 值约 30HU。对比增强多期扫描是 CT 诊断海绵状血管瘤的关键。动脉期，可见肿瘤边缘出现斑状或结节状增强灶，密度接近同层大血管的密度；门静脉期，增强灶互相融合，同时向肿瘤中央扩展；延迟期，可使整个肿瘤增强，由原来平扫低密度的肿块变成与周围正常肝实质密度相同的等密度或高密度肿块，并持续 10min 或更长。整个对比增强过程表现为"早出晚归"的特征。

综上所述，以下三点可作为肝海绵状血管瘤的 CT 诊断标准：

（1）平扫表现境界清楚的低密度灶。

（2）增强扫描从周边部开始强化，强化密度接近同层大血管的密度，并不断向中央扩展。

（3）长时间持续强化，最后与周围正常肝实质成等密度或高密度。CTA 可见供血血管增粗，瘤内血窦形成管状结构。

4.MRI

基于海绵状血管瘤内的血窦和血窦内充满缓慢流动的血液，其 MRI 信号颇具特征性。肿瘤在 T_1WI 表现为均匀的低信号；T_2WI 表现为均匀的高信号，随着回波时间延长，信号强度增高，在肝实质低信号背景的衬托下，肿瘤表现为边缘锐利的极高信号灶，称为"灯泡"征。Gd-DTPA 对比增强后行多期扫描，肿瘤强化过程及表现与 CT 相同。

【诊断与鉴别诊断】

出现典型 CT 和超声的特征者，诊断不难。90%海绵状血管瘤通过 CT 可以确诊。同时发现 MRI 的"灯泡"征；超声的肿瘤边缘裂开征、血管进入或血管贯通征，则可提高诊断正确率。血管造影一般只在计划同时进行介入治疗时选用。肝海绵状血管瘤常需与多血供的肝细胞癌或肝转移癌鉴别。后两种肿瘤 CT 也出现早期明显对比增强，但持续时间短，多数在门静脉期出现明显消退，接近平扫密度。

（三）肝细胞癌

【临床与病理】

原发性肝癌中，90%以上为肝细胞癌（HCC），HCC 常简称为肝癌。男性多见，常见于 30～60 岁。发病与乙型、丙型肝炎和肝硬化密切相关。早期一般无症状，中晚期表现肝区疼痛，消瘦乏力，腹部包块。大部分患者 AFP 呈阳性。

病理学上分三型：巨块型，肿块直径≥5cm，最多见；结节型，每个癌结节<5cm；弥漫型，<1cm 的小结节弥漫分布全肝。直径不超过 3cm 的单发结节，或 2 个结节直径之和不超过 3cm 的结节为小肝癌。肝细胞癌主要由肝动脉供血，90%病例血供丰富。

肝细胞癌容易侵犯门静脉和肝静脉引起血管内癌栓或肝内外血行转移；侵犯胆道引起阻塞性黄疸；淋巴转移可引起肝门及腹主动脉或腔静脉旁等处淋巴结增大；晚期可发生肺、骨骼、肾上腺和肾等远处转移。

【影像学表现】

1.X 线平片检查

肝动脉造影可出现以下改变：供血的肝动脉分支扩张；肿瘤内显示病理血管；肿瘤染色，勾画出肿瘤的大小；邻近肝血管受压拉直、移位或被肿瘤包绕；动静脉瘘；肿瘤特征。

2.超声

显示肝实质内单发或多发的圆形或类圆形团块，多数呈鼓胀性生长，致局部肝表面隆起。肿块内部表现均匀或不均匀的弱回声、强回声或混杂回声。肿瘤周围可见完整或不完整的低回声包膜，在侧后方形成声影。少数肿瘤周围血管受压，在肿瘤周围产生窄环状低回声带。有门静脉、肝静脉、下腔静脉癌栓或胆管内癌栓，则在扩张的血管内或胆管内见到高回声的病灶。还可显示肝门、腹主动脉旁等腹腔淋巴结增大。

3.CT

平扫常见肝硬化表现；肝轮廓显示局限性突起，肝实质内出现单发或多发、圆形或类圆形边界清楚或模糊的肿块，肿块多为低密度，巨块型肝癌中央可发生坏死而出现更低密度区；周围可见更低密度的线状影，为肿瘤假包膜。对比增强多期CT扫描时：动脉期，主要由门静脉供血的正常肝实质尚未出现对比增强，而以肝动脉供血的肿瘤很快出现明显的斑片状、结节状强化，CT值迅速达到峰值；门静脉期，正常肝实质密度开始升高，而肿瘤密度迅速下降；平衡期，肿块对比增强密度继续下降，而在明显强化肝实质的对比下，又表现为低密度。整个对比增强过程呈"快进快出"征象。胆道系统受侵犯，可引起胆道扩张；肝门部或腹主动脉旁、腔静脉旁淋巴结增大提示淋巴结转移。CTA可清楚显示邻近血管的受压移位，肿瘤内出现的病理血管以及门、腔静脉内出现的充盈缺损。

4.MRI

在T_1WI上肿瘤表现为稍低或等信号，肿瘤出血或脂肪变性表现为高信号，坏死囊变则表现低信号。T_2WI上肿瘤表现为稍高信号，巨大肿块的信号多为不均匀。假包膜在T_1WI上表现为环绕肿瘤周围的低信号影。Gd-DTPA对比增强多期扫描，肿块增强表现与CT相同。用超顺磁性氧化铁增强后，正常肝实质T_2WI呈低信号，而肿瘤表现为高信号。

【诊断与鉴别诊断】

影像学检查在肝癌的临床诊断中占有举足轻重的地位。肝癌的影像学诊断依据包括：肝内肿块，肿块边缘出现假包膜征，对比增强肿块表现"快进快出"征象，肿块MRI表现T_1WI为低或等信号、T_2WI为稍高信号。还可发现门、腔静脉癌栓，肝门或上腹部淋巴结增大，肝外器官转移灶等。超声和CT对肝癌大多数都能做出诊断，包括肿瘤的类型、部位、大小及肝内外转移等。MRI对小肝癌的鉴别诊断要优于CT和超声。表现不典型的肝癌需与血管瘤、肝硬化再生结节、炎性假瘤、肝转移瘤、肝腺瘤、局灶性结节增生等鉴别。

（四）肝转移瘤

【临床与病理】

肝转移瘤在我国发病率仅次于肝细胞癌。转移途径主要有：①邻近器官肿瘤的直接侵犯；②经肝门部淋巴转移；③经门静脉转移，如消化道恶性肿瘤转移；④经肝动脉转移，如肺癌转移。病理呈肝内结节，一般为多发，直径从数毫米到10cm以上不等。易坏死、囊变和出血，可有钙化。临床表现除原发性肿瘤症状外，还有肝大、肝区疼痛、消瘦、黄疸、腹腔积液等。AFP多为阴性。

【影像学表现】

1.X线平片检查

血管造影可见血供丰富的多发结节灶，灶内有病理血管，并出现肿瘤染色和动静脉瘘等。周围血管受压弯曲。

2.超声

常见肝内多发强回声或低回声结节。如为乳腺癌转移常出现中央高回声周围低回声环的"牛眼征"或"声晕样"声像图；结肠癌转移常伴有钙化，可见强回声结节，后方有清晰声影；胰腺癌转移可见均匀低回声结节，后方无回声增强；肺腺癌、卵巢癌等转移可见囊变或囊实性结节声像图；黑色素瘤表现多发弱回声结节，中心出现多发点状强回声。

3.CT

平扫可见肝实质内小的圆形或类圆形的低密度肿块，常为多发，少数也可单发。

肿块密度均匀，发生钙化或出血时，则内有高密度灶，液化坏死、囊变区则呈水样密度。液化坏死即使在很小的肿瘤也可发生，这与肝细胞癌不同。对比增强扫描动脉期呈不规则边缘强化，门静脉期可出现整个瘤灶均匀或不均匀强化，平衡期对比增强消退。部分肿瘤中央见无增强的低密度灶，边缘强化呈较高密度，构成"牛眼征"。

4.MRI

显示肝内多发或单发、边缘清楚的瘤灶。T_1WI 常表现均匀的稍低信号，T_2WI 则呈稍高信号。少数肿瘤中心在 T_2WI 上呈高信号，T_1WI 呈低信号，称为"环靶征"。约30%肿瘤周围 T_2WI 表现高信号环，称为"亮环征"或"晕征"，这可能与肿瘤周边水肿或丰富血供有关。

【诊断与鉴别诊断】

肝外原发恶性肿瘤诊断明确，一旦发现肝内多发结节，肝转移瘤的诊断比较容易。原发瘤不明的肝内多发性转移瘤，特别是囊性者，需与肝脓肿、肝棘球蚴病，肝结核等肝内多发病变相鉴别。

（五）肝棘球蚴病

【临床与病理】

肝棘球蚴病亦称肝包虫病，是棘球绦虫的幼虫寄生于肝脏引起的寄生虫病，流行于牧区。棘球蚴有细粒棘球蚴和多房棘球蚴之分，前者多见，引起囊型肝棘球蚴病，亦称囊型肝包虫病，后者引起泡型肝棘球蚴病即泡型肝包虫病。以下仅介绍常见的囊型肝棘球蚴病。

【影像学表现】

1.X 线平片检查

腹部平片常显示肝区有钙化。其中环状、半环状或蛋壳样钙化，提示囊壁钙化；而囊内钙化表现圆形、类圆形结节状或分层状钙化。

2.超声

超声表现与一般囊肿相同，可见单囊或多囊的无回声暗区。根据棘球蚴囊肿的超声表现，分为单囊型、多囊型、囊沙型、混合型及母子囊型。常可见囊中囊即母囊和子囊回声，以及钙化囊壁的强回声，少数囊内呈均匀细粒状、条带状或岛屿状的囊沙回声。

3.CT

平扫显示肝实质内单发或多发、大小不等、圆形或类圆形的低密度囊性病灶，边缘光滑锐利，境界清楚，CT 值约-14～20HU。有时可见环状、半环状、条索状或结节状钙化。囊壁一般不显示，除非囊壁钙化。囊内有囊为其特征性表现，即于母囊内有大小不一、数目不等的子囊。内外囊分离表现特殊，分、离程度不同，出现所谓"双边征""水上百合征""飘带征"，为本病的可靠征象。对比增强后囊肿无强化。

4.MRI 检查

细粒棘球蚴囊肿的 MRI 表现为 T_1WI 低信号、T_2WI 高信号的圆形或类圆形病灶，信号均匀，境界清楚，边缘光滑。囊肿周围因无水肿，故无晕环。亦可见囊内囊征象。Gd-DTPA 增强后囊肿无强化，或仅囊壁轻度强化。

【诊断与鉴别诊断】

囊型肝棘球蚴病的 X 线平片和 CT 表现有特征性的钙化，CT、MRI、超声显示单囊、多囊病灶，尤以显示囊肿中的囊内囊和囊壁分离征象颇具特征性。有时需与肝囊肿、肝脓肿鉴别。肝囊肿与单囊棘球蚴囊肿表现相似，但后者常有钙化。肝棘球蚴囊肿周围无水肿带，对比增强后无强化，与肝脓肿不同。

（六）肝囊肿

【临床与病理】

肝囊肿是胆管发育异常形成小胆管丛；逐渐扩大融合形成的肝囊性病变。囊肿的大小从数毫米到数厘米不等，囊壁很薄，囊内充满澄清液体。临床症状轻微，巨大囊肿可致上腹胀痛。偶有囊肿破裂、出血。

【影像学表现】

1.X 线平片检查

肝动脉造影.巨大囊肿时动脉期显示血管受压移位，实质期可出现边缘光滑的无血管区。

2.超声检查

病灶表现为圆形或类圆形的均匀无回声暗区。囊壁清晰，厚度约 1mm，前壁和后壁均呈弧形、光滑高回声，比周围肝组织回声强，侧壁回声失落，囊肿后方显示回声增强。

3.CT 检查

平扫显示肝实质内圆形低密度区，边缘光整，境界清楚，囊内密度均匀，CT 值为 0～20HU。对比增强后囊内无增强，在强化的肝实质的衬托下，囊肿境界更加清楚，囊壁一般不能显示。

4.MRI 检查

囊肿呈边缘光滑、锐利，T_1WI 呈低信号，T_2WI 呈极高信号的圆形病灶。由于囊肿内含水量达 95%以上，T_1 和 T_2 均较海绵状血管瘤更长。

【诊断与鉴别诊断】

超声和 CT 对肝囊肿的检出比较敏感，MRI 显示囊肿也有较高价值。典型的肝囊肿，CT 和超声容易诊断。有时要与囊性转移瘤、肝脓肿、囊型肝棘球蚴病等鉴别，依病变囊壁的显示、厚度、钙化和强化表现，通常不难鉴别。

（七）肝硬化

【临床与病理】

肝硬化病因很多，常见病因为病毒性肝炎和酗酒。肝硬化早期，肝细胞弥漫性变性、坏死，进一步发展致纤维组织增生和肝细胞结节状再生，使肝变形、变硬，肝叶萎缩或增大，同时引起门静脉高压。

【影像学表现】

1.X 线平片检查

胃肠道钡餐造影可显示食管、胃底静脉曲张。动脉造影可见肝动脉分支变小、变少、扭曲；脾、门静脉扩张。

2.超声

显示肝脏大小、形态、回声异常以及脾大、门脉高压等改变。典型者肝脏萎缩，边缘角变钝，回声弥漫性增高呈粗颗粒样，并可见肝内门静脉变细、僵直、纡曲并显示模糊，门静脉末梢甚至不能显示，提示肝脏纤维化，肝血流量明显减少。

3.CT

肝硬化可为全肝萎缩，但更多的表现为尾叶、左叶外侧段增大和右叶、左叶内侧段萎缩，也可表现为右叶增大和左叶萎缩或尾叶萎缩，结果出现肝各叶大小比例失常；肝轮廓显示凹凸不平；肝门、肝裂增宽；脾大、腹腔积液、胃底与食管静脉曲张等门静脉高压征象。CTA可清楚显示门脉高压继发的增粗、扭曲的侧支循环静脉。

4.MRI

肝脏大小、形态改变和脾大、门静脉高压征象与CT表现相同。肝血管分支细小、混乱，同时存在脂肪变性或肝炎可见肝实质信号不均匀。其中T_2WI上可见弥漫分布大小不等、低信号的再生结节，为其特征。

【诊断与鉴别诊断】

影像学检查不是诊断肝硬化的主要手段，但在检查时可以发现肝硬化。早期肝硬化影像学表现缺乏特异性。中、晚期肝硬化CT、超声、MRI一般都可做出诊断。30%～50%的肝硬化合并肝癌，诊断中必须提高警惕。再生结节有时需与早期肝癌鉴别，前者为门静脉供血而非肝动脉供血，故动脉期CT增强扫描结节没有强化，而静脉期只有轻度强化，与肝癌增强表现不同。

（八）脂肪肝

【临床与病理】

正常肝脏脂肪含量低于5%，超过5%则为肝脏脂肪浸润，常简称为脂肪肝。根据脂肪浸润范围，分为弥漫性和局灶性脂肪肝。

【影像学表现】

超声：肝肿大，肝实质回声增强，表现"光亮肝"，肝轮廓不清，变圆钝。肝内血管变细、减少，肝内血管与肝实质回声水平接近，回声反差消失。

CT 扫描是最有价值的影像学检查。平扫显示肝的密度降低，比脾的密度低。弥漫性脂肪浸润表现肝密度降低，局灶性浸润则表现肝叶或肝段局部密度降低。严重脂肪肝时，肝实质密度明显减低，肝内血管呈相对高密度而可清楚显示，但走向、排列、大小、分支正常，没有受压移位或被侵犯征象。对比增强扫描，肝比脾的强化差，强化的肝内血管显示更为清晰。局灶性脂肪肝，平扫有时表现片状或类圆形低密度区，可与肝癌占位性病变混淆，但前者的低密度区内有分布正常的增强血管，可资鉴别。

MRI：轻度脂肪肝可表现正常。明显的脂肪肝 T_1WI 和 T_2WI 可出现肝实质信号增高，采用脂肪抑制序列扫描可见肝实质信号降低。

【诊断与鉴别诊断】

影像学不是诊断脂肪肝的主要手段，但采用影像学检查可发现脂肪肝。尤以 CT 及超声易于显示。对脂肪肝的影像学表现应有所认识，弥漫性者诊断不难，局灶性者应与肝癌等病变鉴别。

五、各种影像检查的比较与优选

肝脏检查，X 线平片应用价值非常有限。血管造影除非同时进行介入治疗，否则一般很少用于肝脏检查。超声检查简便易行，常为肝脏疾病的筛选检查，对显示占位性病变，特别是囊性实性病变的鉴别有较高的价值。CT 在肝占位性病变，特别是在肝癌的检查中，已经成为临床最常用的影像检查手段。CT 增强多期扫描，有利于肝占位性病变的鉴别以及了解病变中的血供情况。CT 多方位重组和 CTA，在肝脏疾病的定位、定性诊断中亦具有重要价值。MRI 也可很好地显示肝脏病变。在超声、CT 对肝占位性病变鉴别有困难时，MRI 往往能提供更多有价值的诊断信息。MRI 增强检查，对肝肿瘤的诊断和鉴别诊断具有显著的价值。

第三章 中枢神经系统影像学诊断

第一节 脑

一、检查技术

（一）X 线检查

1.颅骨平片

常采用后前位和侧位。方法简单、经济、无创伤。对颅骨骨折多数能够明确诊断，对颅内病变的诊断有局限性，目前已很少使用颅骨平片做颅内病变的诊断。

2.脑血管造影

脑血管造影是将有机碘对比剂引入脑血管显示脑血管的方法，包括颈动脉造影和椎动脉造影。常用 DSA 技术，分别摄取脑动脉期、静脉期和静脉窦期图像。

（二）CT 检查

1.平扫 CT

横断面扫描为主，头部固定，以眦耳线（眼外眦与外耳孔中心连线）为基线依次向上扫描 8~10 层，层厚 10mm。检查后颅窝则取与眦耳线呈 20°。有时加扫冠状面。

2.增强 CT

经静脉注入有机碘对比剂后再行扫描。剂量按每公斤体重 1.5～2mL 计算，静脉内推注或滴注。增强后病灶常显示更清楚，可显示出平扫未显示的病灶。对碘过敏的患者不宜行增强 CT 检查。

3.CTA

静脉团注有机碘对比剂后，当对比剂流经脑血管时进行螺旋 CT 扫描，并三维重组脑血管图像。

4.CT 灌注成像

快速静脉团注有机碘对比剂时进行连续扫描，以获取受检脑组织在对比剂首次通过时的时间-密度曲线，并据此重组脑实质血流灌注参数图像。它反映脑实质的微循环和血流灌注情况。

（三）MRI 检查

1.普通 MRI

常规采用横断面成像，依病变部位再选择冠状面或（和）矢状面成像。一般层厚 6~8mm，薄层用 2~5mm。常用 SE 序列 T_1WI 和 FSE 序列 T_2WI。

2.增强 MRI

对比剂用 Gd-DTPA，按 $0.1\sim0.2mmol/kg$ 计算。增强检查显示病灶更清楚，并可显示普通检查未能显示的细小和多发病灶，明确病变的部位和范围，推断病变的性质，鉴别病变与水肿、肿瘤术后复发与术后改变等。

3.MRA

无须注射对比剂即可显示颅内大血管，是唯一成熟的无创性脑血管成像技术。常采用 TOF 法和 PC 法。

4.功能性 MRI

利用 MR 成像技术反映脑的生理过程和物质代谢等功能变化。主要包括：MR 扩散成像，反映水分子的扩散状况，主要用于急性脑缺血性疾病的早期诊断，在扩散成像基础上和扩散张量成像还能显示病变造成的脑白质纤维束受压、移位和破坏、中断；MR 灌注成像，反映脑组织微循环的分布和血流灌注，主要用于脑血管性疾病及肿瘤良恶性鉴别；MR 波谱分析，主要为 1H 波谱分析，用于脑组织代谢产物的定量分析；脑功能成像，用于研究脑皮质活动的功能定位，已初步应用于临床。

（四）超声检查

应用很少。婴幼儿通过前囟行冠状面和矢状面扫描，可观察大脑脚、丘脑和侧脑室体部等结构。成年人主要应用经颅多普勒（TCD）获取脑动脉血流动力学信息。

二、正常影像表现

（一）X 线检查

颈动脉 DSA 检查的动脉期正常脑血管表现为颈内动脉经颅底入颅后，先后发出眼动脉、脉络膜前动脉和后交通动脉，终支为大脑前、中动脉。大脑前动脉主要分支依次是额极动脉、胼缘动脉、胼周动脉等；大脑中动脉主要分支依次是额顶升支、顶后支、角回支和颞后支等。这些分支血管大多相互重叠，结合正侧位造影片容易辨认。

正常脑动脉走行迂曲、自然，由近及远逐渐分支、变细，管壁光滑，分布均匀，各分支走行较为恒定。

（二）CT 检查

1.颅骨

颅骨为高密度，颅底层面可见其中低密度的颈静脉孔、卵圆孔、破裂孔等。鼻窦及乳突内气体呈低密度。

2.脑实质

分大脑额、颞、顶、枕叶及小脑、脑干。皮质密度略高于髓质，分界清楚。大脑深部的灰质核团密度与皮质相近，在髓质的对比下显示清楚。尾状核头部位于侧脑室前角外侧，体部沿丘脑和侧脑室体部之间向后下走行。丘脑位于第三脑室的两侧。豆状核位于尾状核与丘脑的外侧，呈楔形，自内而外分为苍白球和壳核。苍白球可钙化，呈高密度。豆状核外侧近岛叶皮质下的带状灰质为屏状核。尾状核和丘脑与豆状核之间的带状白质结构为内囊，分为前肢、膝部和后肢。豆状核与屏状核之间的带状白质结构为外囊。

3.脑室系统

包括双侧侧脑室、第三脑室和第四脑室，内含脑脊液，为均匀水样低密度。双侧侧脑室对称，分为体部、三角部和前角、后角、下角。

4.蛛网膜下腔

包括脑沟、脑裂和脑池，充以脑脊液，呈均匀水样低密度。脑池主要有鞍上池、环池、桥小脑角池、枕大池、外侧裂池和大脑纵裂池等。其中鞍上池为蝶鞍上方的星状低密度区，多呈五角形或六角形。

5.增强扫描

正常脑实质仅轻度强化，血管结构直接强化，垂体、松果体及硬脑膜明显强化。

（三）MRI 检查

1.脑实质

脑髓质组织结构不同于皮质，其 T_1 和 T_2 值较短，故 T_1WI 脑髓质信号稍高于皮质，T_2WI 则稍低于皮质。脑内灰质核团的信号与皮质相似。

2.含脑脊液结构

脑室和蛛网膜下腔含脑脊液，信号均匀，T_1WI 为低信号，T_2WI 为高低号，水抑制像呈低信号。

3.颅骨

颅骨内外板、钙化和脑膜组织的含水量和氢质子很少，T_1WI 和 T_2WI 均呈低信号。颅骨板障和脂肪组织，T_1WI 和 T_2WI 均呈高信号。

4.血管

血管内流动的血液因"流空效应"，T_1WI 和 T_2WI 均呈低信号。当血流缓慢时则呈高信号。

5.增强检查

脑组织的强化情况与 CT 相似。

三、基本病变表现

（一）X 线检查

脑血管造影检查，颅内占位病变使脑血管受压移位、聚集或分离、牵直或扭曲。一些肿瘤可不同程度地显影。脑 DSA 是诊断脑血管疾病的"金标准"，但面临着 CTA

和 MRA 日益严峻的挑战。

（二）CT 检查

1.平扫密度改变

（1）高密度病灶：见于新鲜血肿、钙化/富血管性肿瘤等。

（2）等密度病灶：见于某些肿瘤、血肿、血管性病变等。

（3）低密度病灶：见于炎症、脑梗死、水肿、囊肿、脓肿等。

（4）混合密度病灶：为各种密度混合存在病灶，见于某些肿瘤、血管性病变、脓肿等。

2.增强扫描特征

（1）均匀性强化：见于脑膜瘤、转移瘤、神经鞘瘤、动脉瘤和肉芽肿等。

（2）非均匀性强化：见于胶质瘤、血管畸形等。

（3）环形强化：见于脑脓肿、结核瘤、胶质瘤、转移瘤等。

（4）无强化：见于脑炎、囊肿、水肿等。

3.脑结构改变

（1）占位效应：由颅内占位病变及周围水肿所致，表现局部脑沟、脑池、脑室受压变窄或闭塞，中线结构移向对侧。

（2）脑萎缩：范围可为局限性或弥漫性，皮质萎缩显示脑沟和脑裂增宽、脑池扩大，髓质萎缩显示脑室扩大。

（3）脑积水：交通性脑积水时，脑室系统普遍扩大，脑池增宽；梗阻性脑积水时，梗阻近侧脑室扩大，脑池无增宽。

4.颅骨改变

（1）颅骨本身病变：如骨折、炎症和肿瘤等。

（2）颅内病变累及颅骨：如蝶鞍、内耳道和颈静脉孔扩大，可协助颅内病变的定位和定性诊断。

（三）MRI 检查

1.肿块

一般肿块含水量高，呈长 T_1 和长 T_2 信号改变；脂肪类肿块呈短 T_1 和长 T_2 信号改变；含顺磁性物质肿块如黑色素瘤呈短 T_1 和短 T_2 信号改变；钙化和骨化性肿块则呈长 T_1 和短 T_2 信号改变。

2.囊肿

含液囊肿呈长 T_1 和长 T_2 信号改变；而含黏液蛋白和类脂性囊肿则呈短 T_1 和长 T_2 信号改变。

3.水肿

脑组织发生水肿时，T_1 和 T_2 值延长，T_1WI 呈低信号，T_2WI 呈高信号。

4.出血

因血肿时期而异。急性血肿，T_1WI 和 T_2WI 呈等或稍低信号，MRI 上不易发现；亚急性血肿，T_1WI 和 T_2WI 血肿周围信号增高并向中心部位推进；慢性血肿，T_1WI 和 T_2WI 均呈高信号，周围可出现含铁血黄素沉积形成的低信号环；囊变期时 T_1WI 呈低信号，T_2WI 呈高信号，周围低信号环更加明显。

5.脑梗死

超急性期脑梗死在扩散成像上呈高信号，T_1WI 和 T_2WI 信号多正常；急性期由于脑水肿、坏死和囊变，呈长 T_1 和长 T_2 异常信号；纤维修复期呈长 T_1 和短 T_2 或长 T_2 信号。脑结构的 MRI 形态变化分析与 CT 相同。脑病变的增强 MRI 表现与 CT 相似。

四、脑肿瘤

（一）星形细胞肿瘤

星形细胞肿瘤属于神经上皮组织肿瘤，是神经胶质瘤中最常见的类型，也是颅内最常见的肿瘤，成年人多发生于大脑，儿童多见于小脑。

【临床与病理】

肿瘤按细胞分化程度不同分为 I～IV 级，I 级分化良好，呈良性；III、IV 级分化不良，呈恶性；II级是一种良恶交界性肿瘤。I级肿瘤的边缘较清楚，部分 I、II 级肿瘤易发生囊变，肿瘤血管较成熟；III、IV 级肿瘤呈弥漫浸润生长，肿瘤轮廓不规则，分界不清，易发生坏死、出血，肿瘤血管丰富且分化不良。临床上，常伴有局灶性或全身性癫痫发作及颅内压增高等表现。

【影像学表现】

1.CT 检查

病变多位于白质。I级肿瘤通常呈低密度灶，分界清楚，占位效应轻，无或轻度强化（除毛细胞和室管膜下巨细胞型外）。II~IV 级肿瘤多呈高、低或混杂密度的肿块，可有斑点状钙化和瘤内出血，肿块形态不规则，边界不清，占位效应和瘤周水肿明显，可呈不规则环形伴壁结节强化，有的则呈不均匀性强化。

2.MRI 检查

病变 T_1WI 呈稍低或混杂信号，T_2WI 呈均匀或不均匀性高信号。恶性度越高，其 T_1 和 T_2 值越长，强化亦越明显。

【诊断与鉴别诊断】

根据上述 CT 和 MRI 表现，大多数肿瘤可以定位、定量，80%可做出定性诊断。在 CT 上，I级低密度无强化肿瘤需与脑梗死、胆脂瘤、蛛网膜囊肿等鉴别。脑梗死的低密度灶形态与血管供应区一致，皮髓质同时受累，边界清楚，有脑回状强化；蛛网膜囊肿的 CT 值更低；胆脂瘤可为负 CT 值，MRI 上呈短 T_1 和长 T_2 信号。环形强化的肿瘤需与脑脓肿、转移瘤、血管母细胞瘤等鉴别。脑脓肿壁较光滑，厚薄均匀，一般无壁结节；转移瘤的壁较厚且不均匀，内缘凹凸不平；血管母细胞瘤好发于小脑半球，壁结节小，囊壁无强化。少数肿瘤的密度较高，均一性强化，类似脑膜瘤和转移瘤，可根据病史及骨质改变等鉴别。磁共振的波谱和扩散加权成像检查对这些病变的鉴别诊断亦有很大的帮助。

（二）脑膜瘤

脑膜瘤约占颅内肿瘤的 15%～20%，常见于中年女性。

【临床与病理】

起源于蛛网膜粒帽细胞，多居于脑外，与硬脑膜附着。好发部位为矢状窦旁、脑凸面、蝶骨嵴、嗅沟、桥小脑角、大脑镰或小脑幕，少数肿瘤位于脑室内。肿瘤包膜完整，多由脑膜动脉供血，血运丰富，常有钙化，少数有出血、坏死、囊变。组织学分为脑膜皮型、纤维型、过渡型、砂粒型、血管瘤型等 15 种类型。

【影像学表现】

1.CT 检查

平扫肿块呈等或略高密度，常见斑点状钙化。多以广基底与硬脑膜相连，类圆形，边界清楚，瘤周水肿轻或无，静脉或静脉窦受压时可出现中度或重度水肿。颅板侵犯引起骨质增生或破坏。增强扫描呈均匀性显著强化。

2.MRI 检查

T_1WI 呈等或稍高信号，T_2WI 呈等或高信号，均一性强化，邻近脑膜增厚并强化称为"脑膜尾征"，具有一定特征。 MRA 能明确肿瘤对静脉（窦）的压迫程度及静脉（窦）内有无血栓。

【诊断与鉴别诊断】

根据上述 CT 和 MRI 表现，结合脑膜瘤的好发部位、性别和年龄特征，容易诊断。少数表现不典型的脑膜瘤，需与星形细胞肿瘤、转移瘤和脑脓肿等鉴别。

（三）垂体瘤

垂体瘤绝大多数为垂体腺瘤。占脑肿瘤的 10% 左右，以 30～60 岁常见，性别无明显差异，但分泌泌乳素的微腺瘤多为女性。

【临床与病理】

垂体腺瘤按其是否分泌激素可分为非功能性和功能性腺瘤。功能性腺瘤包括泌乳素、生长激素、性激素和促肾上腺皮质激素腺瘤等。直径小于 10mm 者为微腺瘤，大于 10mm 者为大腺瘤。肿瘤包膜完整，较大肿瘤常因缺血或出血而发生坏死、囊变，偶有钙化。肿瘤向上生长可穿破鞍膈突入鞍上池，向下可侵入蝶窦，向两侧可侵入海绵窦。临床上，主要表现为垂体功能异常和视野缺损。

【影像学表现】

1.CT 检查

蝶鞍扩大，鞍内肿块向上突入鞍上池，可侵犯一侧或者两侧海绵窦。肿块呈等或略高密度，内常有低密度灶均匀、不均匀或环形强化。局限于鞍内小于 10mm 的微腺瘤，平扫不易显示，宜采取冠状面薄层增强检查，增强时呈等、低或稍高密度结节。间接征象有垂体高度≥8mm，垂体上缘隆突，垂体柄偏移和鞍底下陷。

2.MRI 检查

对垂体微腺瘤显示优于 CT。肿瘤在 T_1WI 呈稍低信号，T_2WI 呈等或高信号，有明显均匀或不均匀强化。MRA 可显示肿瘤对 Willis 环形态和血流的影响。

【诊断与鉴别诊断】

根据上述 CT 和 MRI 表现，结合内分泌检查结果，95%垂体腺瘤可做出诊断。少数较大的垂体腺瘤需与鞍上脑膜瘤、颅咽管瘤等鉴别。垂体微腺瘤的诊断主要靠 MRI，增强检查更为明确。

（四）听神经瘤

听神经瘤系成年人常见的颅后窝肿瘤，占脑肿瘤的 8%～10%，男性略多于女性，儿童患者少见。

【临床与病理】

听神经瘤多起源于听神经鞘膜，早期位于内耳道内，以后长入桥小脑角池，包膜完整，常有出血、坏死、囊变。多为单侧，偶可累及双侧。临床上主要有听力部分或完全丧失及前庭功能紊乱等症状。

【影像学表现】

CT：桥小脑角池内等、低或混杂密度肿块，瘤周伴有轻～中度水肿，偶见钙化或出血，呈均匀、非均匀或环形强化。第四脑室受压移位，伴幕上脑积水。骨窗观察内耳道呈锥形扩大。

MRI：表现与 CT 相似，增强 MRI 可无创性诊断内耳道内 3mm 的小肿瘤。

【诊断与鉴别诊断】

根据听神经瘤的特征性位置和影像学表现，绝大多数可以确诊。当听神经瘤表现不典型或肿瘤较大时，有时需与桥小脑角脑膜瘤、胆脂瘤、三叉神经瘤等进行鉴别。

（五）颅咽管瘤

颅咽管瘤是颅内较常见的肿瘤，占脑肿瘤的 2%～6%，儿童和青年多见，男性多于女性。

【临床与病理】

颅咽管瘤是来源于胚胎颅咽管残留细胞的良性肿瘤，肿瘤多位于鞍上，可分为囊性和实性，囊性多见，囊壁和实性部分多有钙化。临床上主要表现为发育障碍、视力改变和垂体功能低下。

【影像学表现】

1.CT 检查

鞍上池内类圆形肿物，压迫视交叉和第三脑室前部，可出现脑积水。肿物呈以不均匀低密度为主的囊实性病灶，囊壁的壳形钙化和实性部分的不规则钙化呈高密度。囊壁和实性部分呈环形、均匀或不均匀强化。

2.MRI 检查

肿瘤信号依成分而不同，T_1WI 可为高、等、低或混杂信号，T_2WI 多为高信号。增强 T_1WI，肿瘤囊壁和实性部分发生强化。

【诊断与鉴别诊断】

上述 CT 和 MRI 表现，结合其多有钙化的特点较容易诊断，肿瘤发生在鞍内与鞍上时需与垂体瘤等鉴别。

（六）转移瘤

转移瘤较常见，占脑肿瘤的 20%左右。多发生于中老年人，男性稍多于女性。

【临床与病理】

转移瘤多自肺癌、乳腺癌、前列腺癌、肾癌和绒癌等原发灶，经血行转移而来。顶枕区常见，也见于小脑和脑干。常为多发，易出血、坏死、囊变，瘤周水肿明显。临床主要有头痛、恶心、呕吐、共济失调、视神经乳头水肿等表现。

【影像学表现】

1.CT 检查

脑内多发或单发结节，单发者可较大，常位于皮髓质交界区，呈等或低密度灶，出血时密度增高。瘤周水肿较重。呈结节状或环形强化，也可混合出现。

2.MRI 检查

转移瘤一般呈长 T_1 和长 T_2 信号，瘤内出血则呈短 T_1 和长 T_2 信号。MRI 更易发现脑干和小脑的转移瘤。增强 MRI 可更敏感地发现普通检查未能显示的小转移瘤。

【诊断与鉴别诊断】

根据上述 CT 和 MRI 表现，结合肿瘤病史容易诊断，但需与其他多灶性病变如多发性胶质瘤及脑脓肿等鉴别。

五、脑外伤

脑外伤是一种严重的损伤，急性脑外伤死亡率高。自 CT 和 MRI 应用以来，脑外伤诊断水平不断提高，极大地降低了死亡率和致残率。

【临床与病理】

由于受力部位不同和外力类型、大小、方向不同，可造成不同程度的颅内损伤，如脑挫裂伤、脑内、脑外出血等，脑外出血又包括硬膜外、硬膜下和蛛网膜下腔出血。

【影像学表现】

1.脑挫裂伤

脑挫伤病理为脑内散在出血灶，静脉瘀血和脑肿胀；如伴有脑膜、脑或血管撕裂，则为脑裂伤。二者常合并存在，故统称为脑挫裂伤。

（1）CT：低密度脑水肿区内，散布斑点状高密度出血灶，有占位效应。有的表现为广泛性脑水肿或脑内血肿。

（2）MRI：脑水肿 T_1WI 呈等或稍低信号，T_2WI 呈高信号；血肿信号变化与血肿期龄有关。

2.脑内血肿

多发生于额、颞叶，位于受力点或对冲部位脑组织内，与高血压性脑出血好发于基底节和丘脑区不同。

（1）CT：呈边界清楚的类圆形高密度灶。

（2）MRI：血肿信号变化与血肿期龄有关。

3.硬膜外血肿

多由脑膜血管损伤所致，脑膜中动脉常见，血液聚集硬膜外间隙。硬膜与颅骨内板粘连紧密，故血肿较局限，呈梭形。

CT：颅板下呈梭形或半圆形高密度灶，多位于骨折附近，不跨越颅缝。

4.硬膜下血肿

多由桥静脉或静脉窦损伤出血所致，血液聚集于硬膜下腔，沿脑表面广泛分布。

CT：急性期见颅板下新月形或半月形高密度影，常伴有脑挫裂伤或脑内血肿，脑水肿和占位效应明显。亚急性或慢性血肿，呈稍高、等、低或混杂密度灶。CT 图像上等密度血肿，MRI 常呈高信号，显示清楚。

5.蛛网膜下腔出血

儿童脑外伤常见，出血多位于大脑纵裂和脑底池。

CT：表现为脑沟、脑池内密度增高影，形成铸型。大脑纵裂出血多见，表现为中线区纵行窄带形高密度影。出血亦见于外侧裂池、鞍上池、环池、小脑上池或脑室内。蛛网膜下腔出血一般 7 天左右可吸收，此时 CT 检查呈阴性，而 MRI 检查仍可发现高信号出血灶的痕迹。

【诊断与鉴别诊断】

根据上述 CT 和 MRI 表现结合外伤史一般易于诊断。对于急性脑外伤的出血部分，

CT 显示较 MRI 为佳；对于亚急性和慢性脑外伤的出血部分，MRI 常优于 CT。

六、脑血管疾病

（一）脑出血

脑出血属于出血性脑血管疾病，多发于中、老年高血压和动脉硬化患者。

【临床与病理】

自发性脑内出血多继发于高血压、动脉瘤、血管畸形、血液病和脑肿瘤等。以高血压性脑出血常见，出血好发于基底节、丘脑、脑桥及小脑，易破入脑室。血肿及伴发的脑水肿引起脑组织受压、软化及坏死。血肿演变分为急性期、吸收期、囊变期，各期时间长短与血肿的大小和年龄有关。

【影像学表现】

（1）CT：急性期血肿呈边界清楚的肾形、类圆形或不规则形均匀高密度影，周围水肿带宽窄不一，局部脑室受压移位。破入脑室可见脑室内积血。吸收期为 3～7 天，可见血肿周围变模糊，水肿带增宽，血肿缩小并密度减低，小血肿可完全吸收。囊变期为 2 个月以后，较大血肿吸收后常遗留大小不等的囊腔，伴有不同程度的脑萎缩。

（2）MRI：脑内血肿的信号随血肿期龄而变化。急性期血肿 T_1WI 呈等信号，T_2WI 呈稍低信号，显示不如 CT 清楚；亚急性和慢性期血肿 T_1WI 和 T_2WI 均表现为高信号；囊肿完全形成时 T_1WI 呈低信号，T_2WI 呈高信号，周边可见含铁血黄素沉积所致低信号环，此期 MRI 显示比 CT 敏感。

【诊断与鉴别诊断】

根据典型的 CT、MRI 表现和突发的临床症状，脑内出血容易诊断。CT 和 MRI 对脑出血的检查有很强的互补作用，为脑出血不同时期的鉴别诊断提供了有力帮助。临床症状不明显的脑出血在吸收期 CT 检查时可能为等密度，需和脑肿瘤鉴别。

（二）脑梗死

脑梗死是缺血性脑血管疾病，其发病率在脑血管疾病中占首位。

【临床与病理】

脑梗死为脑血管闭塞所致脑组织缺血性坏死。其原因有：①脑血栓形成，继发于脑动脉硬化、动脉瘤、血管畸形、炎性或非炎性动脉炎等；②脑栓塞，如血栓、空气、脂肪栓塞；③低血压和凝血状态。病理上分为缺血性、出血性和腔隙性脑梗死。

【影像学表现】

1.缺血性脑梗死

平扫 CT 在发病后一天内常难以显示病灶，灌注成像则能发现异常。其后平扫 CT 上表现为低密度灶，部位和范围与闭塞血管供血区一致，皮髓质同时受累，多呈扇形。可有占位效应，但相对较轻。2～3 周时可出现"模糊效应"，病灶变为等密度而不可见。增强扫描可见脑回状强化。1～2 个月后形成边界清楚的低密度囊腔。

2.出血性脑梗死

常发生在缺血性梗死一周后。CT 示在低密度脑梗死灶内，出现不规则斑点、片状高密度出血灶，占位效应较明显。

3.腔隙性脑梗死

系深部髓质小动脉闭塞所致。缺血性病灶为 10～15mm 大小，好发于基底节、丘脑、小脑和脑干，中、老年人常见。发病一天后，CT 表现为脑深部的片状低密度区，无占位效应。

MRI 对脑梗死灶发现早、敏感性高。发病后 1 小时可见局部脑回肿胀，脑沟变窄，随后出现长 T_1 和长 T_2 信号异常。MR 扩散和灌注成像可更早检出脑梗死。MRI 对基底节、丘脑、小脑和脑干的腔隙性梗死灶十分敏感。MRA 检查还能显示脑动脉较大分支的闭塞。

【诊断与鉴别诊断】

根据上述典型的 CT 和 MRI 表现结合病史可以明确诊断，表现不典型时应注意与胶质瘤、转移瘤等相鉴别。脑肿瘤占位表现常较脑梗死更显著，胶质瘤多呈不规则强化，转移瘤常呈均匀或环形强化，均不同于脑梗死。

（三）动脉瘤

可发生于任何年龄，女性略多于男性。

【临床与病理】

动脉瘤好发于颅底动脉环及附近分支，是蛛网膜下腔出血的常见原因。多呈囊状，大小不一，囊内可有血栓形成。

【影像学表现】

1.CT 检查

分为三型：Ⅰ型无血栓动脉瘤，平扫呈圆形高密度区，均一性强化；Ⅱ型部分血栓动脉瘤，平扫中心或偏心性高密度区，中心和瘤壁强化，其间血栓无强化，呈"靶征"；Ⅲ型完全血栓动脉瘤，平扫呈等密度灶，可有弧形或斑点状钙化，瘤壁环形强化。动脉瘤破裂时 CT 图像上多数不能显示瘤体，但可见并发的蛛网膜下腔出血、脑内血肿、脑积水、脑水肿和脑梗死等改变。

2.MR

Ⅰ动脉瘤瘤腔在 T_1WI 和 T_2WI 上呈圆形低信号灶，动脉瘤内血栓则呈高低相间的混杂信号。

DSA、CTA 和 MRA 可直观地显示动脉瘤、瘤内血栓及载瘤动脉。小于 5mm 的动脉瘤容易漏诊。增强 MRA 及三维观察可提高小动脉瘤的显示率。

【诊断与鉴别诊断】

根据病变位置、CT 或 MRI 特征性表现，或 DSA、CTA 和 MRA 可明确诊断。

（四）血管畸形

血管畸形可发生于任何年龄，男性略多于女性。

【临床与病理】

血管畸形系胚胎期脑血管的发育异常，分为动静脉畸形（AVM）、静脉畸形、毛细血管畸形、大脑大静脉瘤和海绵状血管瘤等。AVM 最常见，好发于大脑前、中动脉供血区，由供血动脉、畸形血管团和引流静脉构成。

【影像学表现】

CT 显示不规则混杂密度灶，可有钙化，并呈斑点或弧线形强化，缺乏水肿和占位效应。可合并脑血肿、蛛网膜下腔出血及脑萎缩等改变。

【诊断与鉴别诊断】

根据上述 CT 和 MRI 的典型表现可做出诊断，DSA、CTA 和 MRA 可明确诊断。

七、颅内感染

（一）脑脓肿

脑脓肿是化脓性细菌进入脑组织引起的炎性改变，进一步导致脓肿形成。

【临床与病理】

脑脓肿以耳源性常见，多发于颞叶和小脑；为血源性、鼻源性、外伤性和隐源性等。病理上分为急性炎症期、化脓坏死期和脓肿形成期。急性期常伴发全身中毒症状。

【影像学表现】

1.CT 检查

急性炎症期呈大片低密度灶，边缘模糊，伴占位效应，增强无强化；化脓坏死期，低密度区内出现更低密度坏死灶，增强呈轻度不均匀性强化；脓肿形成期，平扫见等密度环，内为低密度并可有气泡影，增强呈环形强化，代表脓肿壁，其一般完整、光滑、均匀，部分脓肿可为多房分隔状。

2.MRI 检查

脓腔呈长 T_1 和长 T_2 异常信号，Gd-DTPA 增强呈光滑薄壁环形强化。

【诊断与鉴别诊断】

根据上述 CT 和 MRI 的典型表现结合局部或全身感染等症状可做出诊断。

（二）结核性脑膜脑炎

结核性脑膜脑炎是继发性病变，常发生于儿童和青年人。

【临床与病理】

结核性脑膜脑炎是结核杆菌引起的脑膜弥漫性炎性反应，并波及脑实质，好发于脑底池。脑膜渗出和肉芽肿为其基本病变，可合并结核瘤、脑梗死和脑积水。

【影像学表现】

1.CT 检查

早期可无异常发现。脑底池有大量炎性渗出时，其密度增高，失去正常低密度；增强扫描脑膜广泛强化，形态不规则。肉芽肿形成则见局部脑池闭塞并结节状强化，脑结核瘤平扫为等或低密度灶，增强检查呈结节状或环形强化。

2.MRI 检查

脑底池结构不清，T_1WI 信号增高，T_2WI 信号更高，水抑制像病变的形态、范围显示更清楚，呈高信号。结核瘤 T_1WI 呈略低信号，T_2WI 呈低、等或略高混杂信号，周围水肿轻。

【诊断与鉴别诊断】

根据上述 CT 和 MRI 的表现结合病史及全身中毒症状等，不难做出诊断。

（三）脑囊虫病

脑囊虫病是最常见的脑寄生虫病，其发病率约占囊虫病的 80%。

【临床与病理】

脑囊虫病系猪绦虫囊尾蚴在脑内寄生所产生的病变。患者误食绦虫卵或节片后，被胃液消化并孵化出蚴虫，经肠道血流而散布寄生于全身。脑囊虫病为其全身表现之一，分为脑实质型、脑室型、脑膜型和混合型。

【影像学表现】

脑实质型 CT 表现为脑内散布多发性低密度小囊，多位于皮髓质交界区，囊腔内可见致密小点代表囊虫头节。MRI 较有特征，小囊主体呈均匀长 T_1 和长 T_2 信号，其内偏心性小结节呈短 T_1 和长 T_2 信号。囊壁和头节有轻度强化。囊虫死亡后呈钙化小点。不典型者可表现为单个大囊、肉芽肿、脑炎或脑梗死。

脑室型以第四脑室多见，脑膜型多位于蛛网膜下腔，与脑膜粘连。CT 和 MRI 直接征象有限，多间接显示局部脑室或脑池扩大，相邻脑实质光滑受压。常合并脑积水。

囊壁、头节和脑膜有时可强化。

【诊断与鉴别诊断】

根据上述 CT 和 MRI 的表现结合有绦虫病史、囊虫补体结合试验阳性等，可做出诊断。不典型者需与肉芽肿、脑炎或脑梗死等进行鉴别。

八、脱髓鞘疾病

脱髓鞘疾病是一组以神经组织髓鞘脱失为主要病理改变的疾病。20～40 岁女性多见。

【临床与病理】

脱髓鞘疾病可分为原发性和继发性两类。多发性硬化（MS）是继发性脱髓鞘疾病中最常见的一种，病因不明，以侧脑室周围髓质和半卵圆中心多发性硬化斑为主，也见于脑干、脊髓和视神经。临床常见于中年女性，表现为多灶性脑损害，或伴有视神经和脊髓损害症状，病程缓解与发作交替且进行性加重。

【影像学表现】

1.CT 检查

侧脑室周围和半卵圆中心显示多灶性低或等密度区，也见于脑皮质、小脑、脑干和脊髓，多无占位效应。活动期病灶有强化，激素治疗后或慢性期则无强化。

2.MRI 检查

矢状面上较有特征，病灶呈条状垂直于侧脑室。硬化斑 T_1WI 呈稍低或等信号，T_2WI 和水抑制像均呈高信号。MRI 对硬化斑的显示远较 CT 敏感，尤其是在小脑和脑干。

Chiari 畸形

【诊断与鉴别诊断】

根据上述 CT 和 MRI 的典型表现常可诊断。但需与皮质下脑动脉硬化、多发性脑梗死等鉴别。

九、先天性畸形

胼胝体发育不全

胼胝体发育不全是较常见的先天性颅脑发育畸形。

【临床与病理】

胼胝体发育不全包括胼胝体完全缺如和部分缺如，常合并脂肪瘤。可有癫痫或伴随其他先天性畸形等症状。

【影像学表现】

1.CT 检查

双侧侧脑室前角扩大、分离，体部距离增宽，并向外突出，三角部和后角扩大，呈"蝙蝠翼"状。第三脑室扩大并向前上移位于分离的侧脑室之间，大脑纵裂一直延伸到第三脑室顶部。合并脂肪瘤时可见纵裂间负 CT 值肿块伴边缘钙化。

2.MRI 检查

矢状面和冠状面上，可直观地显示胼胝体缺如的部位和程度，其中压部缺如最常见。合并的脂肪瘤呈短 T_1 长 T_2 异常信号。

【诊断与鉴别诊断】

根据上述 CT 和 MRI 表现可明确诊断。Chiari 畸形又称小脑扁桃体下疝畸形，系先天性后脑的发育异常。

【临床与病理】

小脑扁桃体变尖延长，经枕大孔下疝入颈椎管内，可合并延髓和第四脑室下移、脊髓空洞和幕上脑积水等。常出现小脑、脑干和高位颈髓受压症状。

【影像学表现】

1.CT 检查

主要表现为幕上脑积水，椎管上端后部可见类圆形软组织，为下疝的小脑扁桃体。

2.MRI

为首选方法。矢状面上，小脑扁桃体变尖，下疝于枕大孔平面以下 3mm 为可疑，5mm 或以上可确诊；第四脑室和延髓可变形、向下移位。可见脊髓空洞和幕上脑积水。

【诊断与鉴别诊断】

根据上述 CT 和 MRI 典型表现可明确诊断。

第二节 颅内肿瘤

一、星形细胞瘤

星形细胞瘤为胶质瘤中最常见的一类肿瘤，占颅内肿瘤的 17%。男女发病比例为 1.89：1。成年人多见于幕上，儿童多见于小脑。

按细胞分化程度将星形细胞瘤分为 I～IV 级，I 级分化良好，呈良性；III 级、IV 级分化不良，呈恶性；II 级是一种良恶交界性肿瘤。

分化良好的肿瘤含神经胶质纤维多，可有囊变，肿瘤血管近于成熟。分化不良的呈弥漫浸润生长，与脑实质分界不清楚，有时沿白质纤维或胼胝体纤维向邻近脑叶或对侧半球发展。多有囊变、坏死和出血，肿瘤血管形成不良，血脑屏障不完整。小脑星形细胞瘤 80%位于小脑半球，20%位于蚓部。可为囊性或实性，囊性者边界清楚，实性呈浸润性生长，无明显边界。

局灶性或全身性癫痫发作是最重要的临床表现，神经功能障碍和颅内压增高常在病变后期出现。

1.CT 检查

（1）I 级、II 级星形细胞瘤

1）脑内低密度病灶，类似水肿。

2）肿瘤边界多不清楚。

3）90%瘤周不出现水肿，少数有轻度或中度水肿。

4）增强扫描常无明显强化，少数表现为囊壁和囊内间隔的轻微强化。

（2）III 级、IV 级星形细胞瘤

1）病灶密度不均匀，以低密度为主的混合密度最多。肿瘤内的高密度常为出血或钙化，但钙化出现率仅为 2.3%~8%。低密度为肿瘤的坏死或囊变区，后者密度更低，且其边缘清楚、光滑。

2）约 91.7% 的肿瘤伴有脑水肿。

3）增强扫描可呈不规则的环状或者花环状强化，在环壁上还可见强化不一的瘤结节。若沿胼胝体向对侧生长，则呈蝶状强化。

4）各级肿瘤均有占位征象，尤以Ⅲ~Ⅳ级占位征象显著。

（3）小脑星形细胞瘤

1）80% 位于小脑半球，20% 位于小脑蚓部。

2）囊性者 CT 平扫呈低密度，边界清楚，增强后囊壁、瘤结节不规则强化。

3）实性者呈高、低不等混合密度改变，常伴坏死、囊变，增强后实性部分明显强化。

2.MRI

（1）Ⅰ级、Ⅱ级星形细胞瘤

1）脑内占位性病变，边缘不甚清楚。

2）肿瘤 T_1WI 低或略低信号，T_2WI 高信号。

（2）Ⅲ级、Ⅳ级星形细胞瘤

1）病灶信号不均匀，多见囊变、坏死、出血，呈混杂信号。

2）病灶边缘不规则，边界不清，可跨胼胝体向对侧扩散。

3）周围脑组织水肿明显，占位效应显著。

4）增强扫描呈不均匀强化，可呈不规则环状或花环状强化，在环壁上可见瘤结节，若沿胼胝体向对侧生长则呈蝶状强化。

（3）小脑星形细胞瘤

1）囊性者 T_1WI 低信号，T_2WI 高信号。

2）实性者呈不规则信号。

3）增强扫描后实性部分明显强化，囊性者不强化，囊壁、瘤结节有强化。

3.诊断

鉴别诊断及比较影像学根据病变的发生部位（白质）、病灶影像及增强特征，结合水肿及占位征象，可诊断星形细胞瘤。各级星形细胞瘤虽有一定特征，但由于肿瘤细胞分化程度不一，影像学征象互相重叠，因此准确分级有时较难。

星形细胞瘤需与无钙化的少突胶质细胞瘤、单发转移瘤、近期发病的脑梗死、脑脓肿、恶性淋巴瘤等鉴别，一般脑梗死有一定的血管供应区分布，脑回状强化；脑脓肿环形强化，壁厚薄均匀、内壁光滑。此外，发病年龄、病史可鉴别。单发脑转移瘤、淋巴瘤需结合病史鉴别。小脑星形细胞瘤尚需与髓母细胞瘤、室管膜瘤及血管母细胞瘤鉴别。髓母细胞瘤常见于小脑蚓部，室管膜瘤多位于第四脑室，两者均强化明显；血管母细胞瘤发病年龄偏大，增强后结节强化明显，囊壁不强化。

CT 和 MRI 对星形细胞瘤定位准确率达 85.8%以上。显示幕下肿瘤，MRI 胜过 CT。要显示肿瘤与大血管的关系，可行血管造影、MRA 及 CTA。

二、少突胶质细胞瘤

少突胶质细胞瘤占颅内胶质瘤的 5%～10%，为颅内最易发生钙化的脑肿瘤之一。成年人多见，好发年龄 35～45 岁，绝大多数（95.91%）发生在幕上，常见于额叶白质。约 70%的肿瘤内有钙化点或钙化小结。大多生长缓慢，病程较长。临床表现与肿瘤部位有关，50%～80%的患者有癫痫，1/3 的患者有偏瘫和感觉障碍，1/3 的患者有高颅压征象，还可出现精神症状等。

1.X 线检查

X 线平片常显示肿瘤的钙化呈条带状或团絮状。

2.CT 检查

（1）常为类圆形，边界不清楚，密度不均匀。

（2）钙化是其特点，约 70%的病例有钙化。可呈局限点片状、弯曲条索状、不规则团块状、皮质脑回状。

（3）肿瘤周边水肿占 37.9%，多为轻度水肿。

（4）增强扫描多数呈轻度强化。

3.MRI 检查

（1）T₁WI 肿瘤为低或等信号，具有少突胶质瘤特征性的条带状、斑片状钙化呈低信号。

（2）T₂WI 肿瘤为高信号，信号不均匀。钙化也呈低信号。

（3）增强后多数强化不明显，少数有不均匀的强化。

（4）周围轻度或无水肿，占位征象轻。

4.诊断、鉴别诊断及比较影像学

额叶内有条带状钙化的不规则形占位性病变是少突胶质细胞瘤的特征性表现。

少突胶质细胞瘤有时需与星形细胞瘤和脑膜瘤鉴别。条带状钙化有助于与星形细胞瘤鉴别，但当少突胶质细胞瘤钙化表现不典型或星形细胞瘤钙化显著时，则难以鉴别。少突胶质细胞瘤强化程度相对轻，可与脑膜瘤鉴别。

CT 检测钙化比 MRI 敏感，定性诊断较 MRI 好。但 MRI 显示病变范围常较 CT 准确。

三、室管膜瘤

室管膜瘤为起源于室管膜细胞的肿瘤，约占颅内胶质瘤的 8%～16%，生长缓慢，儿童及青少年多见。绝大多数位于第四脑室内（>90%），少数发生在大脑半球实质内。囊变及钙化常见，常影响脑脊液循环，伴有梗阻性脑积水。临床表现常有头痛、恶心、呕吐、共济失调和眼球震颤等。

1.X 线检查

（1）X 线平片显示高颅压征象。

（2）有时显示肿瘤钙化，呈点状分布。

2.CT 检查

（1）多位于第四脑室内，平扫常呈等或高密度分叶状肿块，可有钙化和囊变。

（2）增强扫描常呈均匀或不均匀强化。

（3）常伴有梗阻性脑积水。

（4）可发生室管膜下转移。

3.MRI

（1）信号常不均匀，T_1WI 呈等或低信号，T_2WI 呈高信号。

（2）Gd-DTPA 增强扫描肿瘤常为不均匀明显强化。

（3）常伴有梗阻性脑积水。

4.诊断、鉴别诊断及比较影像学

根据病变的位置及影像学表现，可做出诊断。

幕下脑室管膜瘤需与髓母细胞瘤、星形细胞瘤鉴别。病灶位于第四脑室内，呈分叶状并有点状钙化有利于诊断室管膜瘤，但有时鉴别困难。

幕上脑室外室管膜瘤则难与星形细胞瘤、转移瘤等鉴别，年龄和临床病史有时对鉴别有参考价值。CT 和 MRI 对幕上肿瘤均有较好的诊断价值。幕下肿瘤可首选 MRI 检查。

四、髓母细胞瘤

髓母细胞瘤是一种极度恶性的肿瘤，约占颅内胶质瘤的 4%～8%。主要见于儿童（75%），是儿童最常见的颅后窝肿瘤。主要发生在小脑蚓部，容易突入第四脑室，常致梗阻性脑积水。此瘤最常发生脑脊液转移，并广泛种植于脑室系统、蛛网膜下腔和椎管。肿瘤囊变、钙化、出血均少见。临床常见躯体平衡障碍、共济运动差、高颅压征象。本病对放射线敏感。

1.X 线检查

（1）颅内压增高征象，偶有钙化。

（2）脑血管造影多为少血管性肿瘤，仅显示颅后窝中线区占位征象。小脑后下动脉向下移位

2.CT 检查

（1）肿瘤位于颅后窝中线区，边界清楚。

（2）平扫呈略高或等密度，46%的肿瘤周围有水肿。

（3）增强扫描肿瘤呈均匀增强，肿瘤阻塞第四脑室致使幕上脑室扩大。

（4）肿瘤可通过脑脊液循环转移至幕上脑凸面或脑室系统。

3.MRI

（1）肿瘤常位于小脑蚓部，突入第四脑室。

（2）T_1WI 为低信号，T_2WI 为等或高信号。

（3）Gd-DTPA 增强扫描肿瘤呈明显强化。

（4）第四脑室向前上移，常有中度或重度脑积水，其他征象与 CT 相似。

4.诊断、鉴别诊断及比较影像学

儿童颅后窝中线区实体性肿块，增强检查有明显均一强化，多为髓母细胞瘤。

需与星形细胞瘤、室管膜瘤鉴别，尤其当少数髓母细胞瘤发生点状钙化时，与室管膜瘤鉴别困难。

CT 和 MRI 对髓母细胞瘤定位和定性都有很高的价值。MRI 鉴别肿瘤与脑干的关系，显示肿瘤形态、脑脊液通路梗阻的位置和程度以及种植性转移情况均优于 CT。

五、脑膜瘤

脑膜瘤发病仅次于胶质瘤，占颅内肿瘤的 15%～20%，来自蛛网膜粒细胞，与硬脑膜粘连。多见于成年人，女性发病是男性的 2 倍。

肿瘤大多数居脑实质外，其好发部位依次是矢状窦旁、大脑镰、脑凸面、嗅沟、鞍结节、蝶骨嵴、小脑脑桥角、小脑幕、斜坡及颅颈连接处等。肿瘤多为球形，包膜完整，质地坚硬，可有钙化或骨化，少有囊变、坏死和出血。肿瘤生长缓慢，血供丰富，供血动脉多来自脑膜中动脉或颈内动脉的脑膜支。脑膜瘤多紧邻颅骨，易引起颅骨增厚、破坏或变薄，甚至穿破颅骨向外生长。

临床上因肿瘤生长缓慢、病程长，颅内压增高症状与局限性体征出现较晚且程度较轻。大脑凸面脑膜瘤患者常有癫痫发作。位于功能区的脑膜瘤，可致不同程度的神经功能障碍。

1.X 线检查

（1）常出现颅内压增高和松果体钙斑移位。

（2）有定位乃至定性诊断价值的表现为骨质改变、肿瘤钙化和血管压迹的增粗。骨质变化包括增生、破坏或同时存在。

（3）脑血管造影除肿瘤引起脑血管移位外，肿瘤内血管可显影，动脉期可见呈放射状排列的小动脉，尚可能看到供血的脑膜动脉，毛细血管期或静脉期呈致密块影，边界清楚，有时可见代表囊变的低密度区。

2.CT

（1）肿瘤呈圆形或分叶状，以宽基靠近颅骨或者硬脑膜。

（2）平扫大部分为高密度，少数为等密度，密度均匀，边界清楚。

（3）大部分肿瘤有轻度瘤周水肿。

（4）瘤内钙化占 10%～20%。出血、坏死和囊变少见。

（5）增强扫描呈均匀一致的显著强化，边界锐利。

（6）可有白质塌陷颅骨增厚、破坏或变薄等脑外肿瘤征象。

3.MRI

（1）脑膜瘤信号多与脑皮质接近，T_1WI 为等信号，T_2WI 多为等或稍高信号。

（2）内部信号可不均匀，表现为颗粒状、斑点状，有时呈轮辐状，与肿瘤内血管、钙化、囊变、砂粒体及肿瘤内纤维分隔有关。

（3）周围水肿 T_1WI 为低信号，T_2WI 为高信号。

（4）因肿瘤血管丰富，其内尚可见流空血管影。

（5）脑膜瘤侵及颅骨时，其三层结构消失，弧形的骨结构不规则。

（6）脑膜瘤与水肿之间可见低信号环。它是由肿瘤周围的小血管及纤维组织构成的包膜，以 T_1WI 更明显。

4.诊断、鉴别诊断及比较影像学

典型的脑膜瘤有其好发部位，影像学特征为边界清楚，以广基与硬脑膜或颅骨相连，CT 呈高密度，MRI 信号强度与脑皮质接近，增强扫描呈显著均匀强化，95%的脑膜瘤可做出诊断。

位于大脑凸面的脑膜瘤需与胶质瘤鉴别，位于鞍结节者需与垂体腺瘤、脑动脉瘤鉴别，位于颅后窝者需与听神经瘤、脊索瘤鉴别。

MRI 和 CT 对脑膜瘤的显示都有很好的效果。显示肿瘤与相邻结构和大血管的关系、颅底扁平状脑膜瘤、枕骨大孔区脑膜瘤，MRI 优于 CT。MRA 及脑血管造影有助于了解肿瘤血供及肿瘤与大血管的关系。

六、听神经瘤

听神经瘤是颅内常见肿瘤之一，占颅内肿瘤的 5%～10%，常见于 30～60 岁成年人，是成年人颅后窝最常见的肿瘤，男性略多于女性。小脑脑桥角区是本病的好发部位，占小脑脑桥角区肿瘤的 80%～90%，大多数来源于听神经的前庭支，少数来源于耳蜗支，多为单侧，一般由 Schwann 细胞发展而来，为良性脑外肿瘤。肿瘤呈圆形或椭圆形，有完整包膜。早期位于内听道内，以后发展长入小脑脑桥角，可有内听道扩大。肿瘤长大可退变或脂肪变性，亦可囊变。肿瘤可压迫脑干和小脑，使其移位，产生阻塞性脑积水。

临床主要表现为小脑脑桥角综合征，即病侧听神经、面神经和三叉神经受损及小脑症状。肿瘤亦可压迫脑干出现锥体束征。后期肿瘤压迫第四脑室，脑脊液循环受阻出现脑室系统扩大。

1.X 线检查

（1）早期 X 线平片可显示正常。

（2）内听道扩大或骨质破坏。

（3）严重者见不到内听道而形成骨缺损。

（4）椎动脉造影可见小脑上动脉、大脑后动脉向上、向内移位，基底动脉可移向对侧。

2.CT 检查

（1）小脑脑桥角肿块，等密度占 50%～80%，其余多为低密度，少见高密度。

（2）肿瘤前、后脑池增宽，这是脑外肿瘤的鉴别点。

（3）内听道扩大呈漏斗状或大片岩骨缺损。

（4）肿瘤大时可压迫脑干、小脑，压迫第四脑室形成阻塞性脑积水。

（5）增强扫描，肿瘤密度可迅速升高，强化可均匀，亦可不均匀。

3.MRI

（1）显示肿瘤位置、形态及相邻改变与 CT 表现相似。

（2）肿瘤 T_1WI 以低信号为主，T_2WI 以高信号为主，可不均匀。

（3）Gd-DTPA 增强，肿瘤实性部分可明显强化，坏死囊变不强化。

4.诊断、鉴别诊断及比较影像学

单侧耳鸣、耳聋，逐渐出现小脑脑桥角综合征，后期可出现脑干及小脑受损的定位体征，影像显示小脑脑桥角占位病变，可伴有内听道扩大，脑干、小脑及脑室受压移位，可以确定诊断。

当听神经瘤不典型时，需与小脑脑桥角脑膜瘤、胆脂瘤及三叉神经瘤鉴别。脑膜瘤增强扫描明显均匀强化，多无囊变。胆脂瘤 CT 为低密度，增强扫描不强化，无内听道扩大。三叉神经瘤的典型位置多在岩尖，其形态、密度、信号强度与听神经瘤相似。但其临床症状以三叉神经受损的感觉及运动障碍受累为主，无内听道扩大。

X 线平片只能显示内听道扩大及骨质破坏，不能直接显示肿瘤的大小及范围。CT 及 MRI 能直接显示肿瘤大小及范围。CT 显示内听道骨质破坏较 MRI 直观。听神经瘤直径<1cm，MRI 显示比 CT 敏感，但两者都需行增强扫描，否则容易漏诊。

七、三叉神经瘤

三叉神经瘤比较少见，约占颅内肿瘤的 0.2%～1%。多见于青壮年，男性发病略多于女性。50%源于三叉神经半月神经节，另 50%源于颅中窝。三叉神经痛常不典型，持续时间长。肿瘤增大后，相继出现眼部征象或周围型面瘫及耳鸣、耳聋等。

1.X 线检查

岩骨前缘、蝶骨体、前床突可受压变薄。

2.CT 检查

（1）平扫肿瘤呈卵圆形或哑铃状，位于颅中窝鞍旁、岩尖或小脑脑桥角。

（2）肿瘤可分为低或混杂密度，亦可囊变。

（3）瘤周多无水肿。鞍上池或第四脑室受压变形。

（4）岩尖及鞍旁骨质吸收或破坏。

（5）增强扫描肿瘤实性部分均匀强化，坏死区不强化。

3.MRI 检查

（1）较小肿瘤呈圆形或椭圆形，T_1WI 比脑脊液信号高，T_2WI 比脑脊液信号低。

（2）较大肿瘤在信号强度上无特征性表现，T_1WI 呈低信号，T_2WI 呈高信号，常跨越颅中窝、颅后窝。

（3）增强扫描，肿瘤明显增强。

（4）较特征的表现是颞骨岩尖部 T_1WI 的高信号消失。

（5）随着肿瘤的生长，侧脑室颞角变形，幕上发生脑积水；海绵窦内信号也发生异常。

4.诊断、鉴别诊断及比较影像学

典型的三叉神经鞘瘤根据其部位、密度、信号、形态及强化特征诊断较为容易。

临床上需与听神经瘤、鞍旁脑膜瘤和鞍旁巨大动脉瘤鉴别。三叉神经瘤的信号与听神经瘤相仿，鉴别两者的关键在于三叉神经瘤位于三叉神经节附近，不累及内听道。鞍旁脑膜瘤强化明显而囊变少见，邻近骨质增生而非受压变薄，少见跨颅中窝、颅后窝生长，瘤内可见钙化灶。鞍旁巨大动脉瘤平扫多为高密度肿块，强化显著且均匀，MRI 上动脉瘤呈流空信号。

MRI 和 CT 对三叉神经瘤都可很好显示。显示岩骨尖、蝶骨体和前床突骨质情况 CT 优于 MRI。

八、生殖细胞瘤

生殖细胞瘤是一种少见的肿瘤，仅占颅内肿瘤的1%以下。好发于儿童和青少年，幼儿和老年人罕见。男性多见，男女比约为3∶1。

生殖细胞瘤的组织学特点表明它与性腺外生殖细胞异常增殖直接相关，源自胚胎发生的数周内移行的原始退化生殖细胞，其生物学特征与性腺生殖细胞大致相似。大体观肿瘤大小不一，切面呈灰红色，质脆软，可有出血、坏死、囊变和钙化。

颅内生殖细胞瘤多见于脑的中线部位，尤其在松果体区和鞍上，亦可发生在基底节、脚间池、小脑蚓部和额、颞叶深部等。肿瘤可通过脑脊液循环造成蛛网膜下腔播散。

生殖细胞瘤的临床症状与肿瘤所在部位有关。松果体区者多表现颅内压增高症状及 Parinaud 征，鞍上者则以多饮多尿、垂体功能低下及视力下降为主。

1.X 线检查

可见颅内压增高的各种征象和过早出现大而异形的松果体钙化斑。

2.CT 检查

（1）平扫多表现为均匀的等或稍高密度病灶，肿瘤本身多无出血和钙化。

（2）增强扫描肿瘤多表现为均匀一致的增强，少数肿瘤内可见小囊状改变。

（3）肿瘤多呈圆形或类圆形，边缘较规则、清楚；肿瘤较大时，可呈分叶状，边缘可不清楚。

（4）生殖细胞瘤的部位不同，其 CT 表现也有所不同，主要分四型。松果体区型：发生于松果体，常有松果体钙斑增大，可以侵及第三脑室或两侧丘脑，向下侵及脑干。鞍区型：肿瘤位于鞍上区，可见肿瘤侵及整个鞍上池或其前方大部分，呈类圆形或多边形，边缘清楚，轮廓稍不规则，但无钙化。基底节区型：肿瘤位于一侧基底节，可侵及颞深部和丘脑，部分压迫侧脑室和第三脑室，明显时可引起中线移位。多发病灶型：肿瘤为多发型，CT 表现具有特征性，除在松果体区有高密度影外，在第三脑室、侧脑室等的室壁亦可见带状高密度。

3.MRI

（1）T₁WI 上多数肿瘤表现为均匀的等信号或稍低信号，囊变时可见低信号区；T₂WI 上肿瘤为高信号，囊变区信号更高。

（2）增强扫描，多表现为均匀一致的增强。

（3）肿瘤内出血信号改变同一般脑内血肿，多数在 T₁WI、T₂WI 上均表现为高信号。

（4）肿瘤区病理和生理性钙化在 T₁WI 和 T₂WI 图像上均为低信号或无信号。

4.诊断、鉴别诊断及比较影像学

典型的生殖细胞瘤，根据其生长部位、肿瘤及其邻近结构的形态改变以及随脑脊液在蛛网膜下腔或脑室内种植转移的特点诊断不难。诊断困难时可行试验性放射治疗，生殖细胞瘤极为敏感，可帮助确诊。

常需与以下疾病鉴别。①松果体实质肿瘤：起源于松果体的实质细胞，包括松果体细胞、松果体母细胞及中间分化的松果体实质肿瘤。发病率仅为生殖细胞瘤的 1/3，可发生于任何年龄。松果体细胞瘤以均匀等密度或稍高密度为主，是在青年女性中松果体区最常见的肿瘤，增强程度不如生殖细胞瘤明显。松果体母细胞瘤恶性程度高，与松果体细胞瘤相比，其外形不规则，边界不清，浸润性强。部分病例尚需病理学鉴别。②颅咽管瘤：囊变率高，常见典型蛋壳样钙化。③畸胎瘤：成分混杂，强化程度不及生殖细胞瘤。④胶质瘤：多以不均匀密度、低密度为主，肿瘤占位效应明显，灶周多有水肿带。

CT 对肿瘤钙化敏感，MRI 较 CT 更能显示出肿瘤的确切部位、侵袭范围、邻近结构的受累、血管的移位及脑积水。

九、表皮样囊肿

表皮样囊肿又称表皮样瘤、胆脂瘤、真性胆脂瘤或珍珠瘤。占颅内肿瘤的 0.73%～3.07%。男性略多于女性，以 20～50 岁为最多见。以小脑脑桥角最多见，约占 1/2 以上。肿瘤呈圆形或椭圆形，表面光滑或呈分叶状、菜花状。有包膜，与脑组织分界清楚。多为囊性，也可为实质性。表皮样囊肿可包裹血管和包埋脑神经，也可侵犯脑深部。

临床症状与肿瘤所在部位有关，如位于小脑脑桥角者可累及第Ⅲ、Ⅷ、Ⅸ 对脑神经，表现为面瘫、听力障碍；位于颅后窝者引起走路不稳等小脑症状，严重者出现颅内压增高症状。位于鞍区及颅中窝者可引起视力下降、眼球活动障碍及复视等。

1.X 线检查

（1）头颅平片脑内型多无特征性表现，脑外型有时可见颅骨出现波浪状边缘硬化的骨缺损。

（2）脑血管造影常显示无血管区的占位。

2.CT

（1）脑内型肿瘤为圆形或椭圆形；脑外肿瘤具有沿裂隙、脑池生长的特点，常表现为不规则形态。

（2）典型者表现为低密度病灶，其内有散在点状钙化，低密度区 CT 值-30～25HU。少数表现为高密度，类似脑膜瘤，其内多含有陈旧性出血及角蛋白。

（3）增强扫描，肿瘤内容物及包膜无强化。偶有部分囊肿轻微增强。

（4）表皮样囊肿自发破裂，脂类物质浮于脑脊液之上，出现"脂肪-脑脊液"液平。

3.MRI

（1）T$_1$WI 典型的表皮样囊肿为低信号，但有一部分表皮样囊肿分别为高信号。极少数可呈混杂信号，T$_2$WI 为高信号，与脑脊液相仿

（2）Gd-DTPA 增强：绝大多数的表皮样囊肿不强化，仅少数的表皮样囊肿在感染时可有强化。

（3）表皮样囊肿是否有沿脑池、脑沟延伸扩展的趋势是诊断的重要依据。

4.诊断、鉴别诊断及比较影像学

典型的表皮样囊肿的 CT 表现为第四脑室、小脑脑桥角或鞍上池等部位的低密度病灶，其密度低于脑脊液，病灶无增强；MRI 表现为在 T$_1$WI 呈低信号，T$_2$WI 呈高信号。

表皮样囊肿应与蛛网膜囊肿、脂肪瘤、听神经瘤囊变相鉴别。

CT 和 MRI 结合诊断则意义更大。

十、血管母细胞瘤

血管母细胞瘤又称成血管细胞瘤或血管网状细胞瘤，是真性血管性肿瘤，占颅内肿瘤的 1%～2%。90%发生于小脑半球，多见于 20～40 岁中年男性。部分患者伴有视网膜血管瘤，称为 VonHippel-Lindan（VHL）病。

肿瘤大小不一，分囊性和实性两种。在小脑多呈囊性，常呈大囊，伴有小的、表面光滑的壁结节。囊壁为胶质纤维或胶原纤维的薄膜，囊内含透明黄色液体。幕上多为实性。肿瘤属良性，但手术后易复发。

临床表现有颅内压增高表现、走路不稳及共济失调等。

1.X 线检查

（1）头颅平片出现颅压增高表现。

（2）血管造影典型表现为一簇细小动脉与毛细血管充盈之均匀阴影混成一堆，与一血管环相连，形成"戒指"状，小脑后下动脉向外、下移位。

2.CT 检查

（1）大多数在颅后窝出现边界清楚的低密度区，因囊液含蛋白质和出血，故 CT 值高于脑脊液。

（2）壁结节多为等密度，突入囊内。常因结节小、靠近颅底等因素而显示不清楚。

（3）增强扫描壁结节明显增强，囊壁可呈细条、不连续的强化，提示囊壁为胶质纤维或胶原纤维成分。

（4）实性肿瘤中间坏死，呈不规则环形强化。实性肿瘤周围可有轻度或中度脑水肿。

（5）第四脑室受压移位，幕上梗阻性脑积水。

3.MRI

（1）T_1WI 表现为低信号囊性肿块，囊壁上可见等信号壁结节，囊液内蛋白含量高，其信号不同于脑脊液信号。有时壁结节与周围正常脑组织信号一致，平扫难以显示壁结节。

（2）T_2WI 囊肿表现为高信号，壁结节为等信号。

（3）Gd-DTPA 增强扫描，壁结节强化明显，病灶外常有一根或数根较粗大血管伸入病灶。

（4）囊壁不增强或仅有轻微增强。其他征象与 CT 相似。

4.诊断、鉴别诊断及比较影像学

成年人发病可有小脑及颅内压增高征象。影像显示颅后窝边界清楚的囊性肿瘤，伴有明显强化的壁结节，可诊断本病。囊性血管母细胞瘤需与小脑星形细胞瘤、蛛网膜囊肿、小脑单纯性囊肿等鉴别。血管母细胞瘤呈环形强化需与星形细胞瘤、转移瘤、脑脓肿鉴别。

CT 和 MRI 对本病均有较高诊断价值，但 MRI 优于 CT，尤其是显示颅后窝底部病灶。

十一、颅咽管瘤

颅咽管瘤是颅内常见肿瘤，约占颅内肿瘤的 2%～4%，常见于儿童，也可发生于成年人，20 岁以前发病接近半数。

颅咽管瘤可沿鼻咽后壁、蝶窦、鞍上至第三脑室前部发生，但以鞍上多见。肿瘤可分为囊性和实性，囊性多见，占 83.7%，多为单囊，囊壁光滑，囊液呈黄褐色，为漂浮胆固醇结晶和角蛋白的油状液体。囊壁和肿瘤实性部分多有钙化。

临床表现儿童以发育障碍、颅内压增高表现为主；成年人以视力障碍、精神异常及垂体功能低下表现为主。

1.X 线检查

（1）平片常显示鞍区钙化。

（2）蝶鞍异常：床突消失、扩大等。

（3）颅内压增高征象。

（4）钙化的 X 线平片发现率占颅内肿瘤首位，在儿童可达 80%～90%。

2.CT 检查

（1）鞍上圆形或类圆形肿块，以囊性和部分囊性为多，CT 值变动范围大，含胆固醇多则 CT 值低，相反含钙质或蛋白质多则 CT 值高。

（2）大多数病例在实体部分与囊壁可出现钙化。囊壁呈壳状钙化，实体肿瘤内钙化呈点状、不规则形。

（3）增强扫描 2/3 患者有强化，囊性者呈环状或多环状囊壁强化，实性部分呈均匀或不均匀强化。

（4）肿瘤增大致室间孔阻塞则出现脑积水。

3.MRI 检查

（1）颅咽管瘤 MRI 信号变化多。T_1WI 可以是高信号、等信号、低信号或混杂信号。这与病灶内的蛋白、胆固醇、正铁血红素、钙质及散在骨小梁的含量多少有关。

（2）T_2WI 以高信号多见。但钙质、骨小梁结构可为低信号。

（3）注射 Gd-DTPA 后，肿瘤实质部分呈现均匀或不均匀增强，囊性部分呈壳状增强。其他占位征象与 CT 相似。

4.诊断、鉴别诊断及比较影像学

儿童多发，鞍上区囊性占位病变并钙化是颅咽管瘤的诊断依据。囊性颅咽管瘤需与上皮样囊肿、皮样囊肿、蛛网膜囊肿鉴别；实性颅咽管瘤需与脑膜瘤、垂体瘤、巨大动脉瘤、生殖细胞瘤等鉴别。

X 线平片和脑血管造影均有较好的诊断价值，但不能完整地显示肿瘤范围。CT 和 IRI 对肿瘤定位及定性诊断均较准确，CT 显示钙化优于 MRI，MRI 显示肿瘤范围及与周围结构的关系优于 CT。

十二、颅内脊索瘤

颅内脊索瘤源于脊索残余，是一种先天性间叶组织肿瘤。良性者生长缓慢，恶性者呈破坏性生长。好发年龄 20～40 岁，主要症状有头痛、进行性脑神经麻痹、长束征，可有颅内压增高。

颅内脊索瘤绝大多数见于斜坡，常常累及鞍下、鞍旁区，向前可延伸到鼻咽部，向后可影响到脑桥和延髓，使之明显受压、移位。其显著特点是对骨组织呈浸润性生长，骨质破坏明显。

1.X 线检查

（1）X 线平片可见以鞍背及斜坡为中心的骨质破坏。

（2）有时可见鼻咽部软组织块影。

2.CT

（1）以斜坡或岩骨尖为中心的圆形或不规则形的略高密度块影：其间散在点、片状高密度影，病灶边界较清楚，伴有明显的骨质破坏。

（2）增强扫描肿瘤呈均匀或不均匀强化。

（3）当肿瘤较大时，可见相应的脑组织、脑池和脑室系统受压的表现。

3.MRI

（1）T_1WI 脊索瘤为分叶状团块，边界较清，信号不均匀，以低信号为主，混杂有等信号。T_2WI 多数表现为高信号。

（2）可以显示较大的钙化，表现为低信号。

（3）Gd-DTPA 增强后肿瘤可以强化，多数为不均匀强化。

（4）肿瘤较大压迫脑干时可有脑干的水肿和移位。

4.诊断、鉴别诊断及比较影像学

起源于斜坡附近的肿块并有颅底特定部位的骨质破坏和钙化，一般不难诊断。

对发生于斜坡和岩骨尖的脊索瘤，鉴别诊断中除软骨性肿瘤外，还应考虑转移瘤、脑膜瘤、神经瘤、颈静脉球瘤和表皮样囊肿。

MRI 多平面成像较 CT 能更全面、清楚地显示肿瘤的范围及与周围组织结构的关系。

十三、垂体腺瘤

垂体腺瘤是鞍区最常见的肿瘤，约占颅内肿瘤的 10%，成年人多见，泌乳素瘤多见于女性。

按肿瘤大小分为垂体微腺瘤及垂体大腺瘤，前者局限于鞍内，直径不超过 1cm；后者直径大于 1cm 且突破鞍膈。按肿瘤分泌功能分为有分泌激素功能和无分泌激素功能两类，前者包括分泌生长激素的嗜酸细胞腺瘤、分泌促肾上腺皮质激素的嗜碱细胞腺瘤和分泌催乳素的泌乳素腺瘤，后者为嫌色细胞腺瘤。垂体腺瘤属脑外肿瘤，包膜完整，与周围组织界限清楚。

临床表现有：①压迫症状，如视力障碍、垂体功能低下、阳痿、头痛等。②内分泌亢进的症状，如泌乳素（PRL）腺瘤患者出现闭经、泌乳，生长激素（HGH）腺瘤患者出现巨人症或肢端肥大，促肾上腺皮质激素（ACTH）腺瘤患者出现库欣综合征等。

1.X 线检查

（1）平片显示蝶鞍扩大，前、后床突骨质吸收、破坏，鞍底下陷。

（2）部分病例可见颅内压增高征象。

2.CT 检查

（1）垂体微腺瘤。

1）垂体高度增加。但正常高度的垂体并不除外微腺瘤的可能。

2）垂体内密度改变：快速注射对比剂后迅速扫描肿瘤为低密度，延迟扫描为等密度或高密度。

3）垂体上缘膨隆：冠状面扫描膨隆可以居中，偏侧更有意义。

4）垂体柄变化：偏侧的肿瘤使垂体柄挤向对侧，居蝶鞍中部的肿瘤可使垂体柄变短。

5）鞍底骨质改变：冠状面可以显示鞍底骨质变薄、凹陷或侵蚀。

（2）垂体大腺瘤

1）肿瘤呈圆形，也可呈分叶或不规则形。冠状扫描显示肿瘤呈哑铃状（束腰征）。

2）平扫大多数为等密度或略高密度，增强扫描多均匀强化，坏死、液化区不强化。

3）肿瘤向上压迫室间孔；向旁侧侵犯海绵窦延伸至颅中窝，可将明显强化的颈内动脉推移向外甚至包裹，偶尔可引起颈内动脉闭塞；向后可压迫脑干；向下可突入蝶窦。

3.MRI

（1）垂体微腺瘤

1）一般用冠状面和矢状面薄层（≤3mm）检查。

2）T₁WI 呈低信号，多位于垂体一侧，伴出血时为高信号；T₂WI 呈高信号或等信号。

3）垂体高度增加，上缘膨隆，垂体柄偏斜与 CT 所见相同。

4）Gd-DTPA 增强后，肿瘤信号早期低于垂体，后期（55 分钟后）高于垂体。

（2）垂体大腺瘤

1）冠状面及矢状面显示鞍内肿瘤向鞍上生长。

2）信号强度与脑灰质相似或略低。

3）正常垂体多被完全淹没而不能显示。

4）肿瘤向鞍膈上生长，冠状面呈葫芦状，鞍上池亦可受压变形、闭塞。肿瘤还可向鞍旁生长，影响颈内动脉和 Willis 环。

5）MRA 可显示 Willis 环的扩大、变形及血管的移位，以及血流是否中断及代偿情况等。

4.诊断、鉴别诊断及比较影像学

CT 与 MRI 诊断垂体肿瘤可靠，对 95%以上的垂体肿瘤可做出诊断，但组织分型需结合临床。

垂体大腺瘤需与颅咽管瘤、脑膜瘤、动脉瘤等鉴别，能否见到正常垂体为其主要鉴别点之一。垂体微腺瘤需与空蝶鞍鉴别。

显示肿瘤与大血管和相邻结构的关系，MRI 胜过 CT。

十四、脑转移瘤

脑转移瘤较常见。发病高峰年龄为 40～60 岁，约占 80%，男性稍多于女性，男性以肺癌转移最多，女性以乳腺癌转移最多。

发生脑转移的原发肿瘤由多到少依次为肺癌、乳腺癌、胃癌、结肠癌、肾癌、甲状腺癌等。10%～15%的患者查不到原发瘤。转移部位以幕上多见，占 80%，70%～80%为多发，多位于皮质、髓质交界区。肿瘤中心常发生坏死、囊变和出血。肿瘤周围水肿明显，水肿程度与肿瘤类型有关。转移途径以血行转移最多见；脑膜播散型则肿瘤沿脑脊液播散，位于脑膜、室管膜，以颅底多见，位于软脑膜者称癌性脑膜炎，临床表现主要有头痛、恶心、呕吐、共济失调、视盘水肿等。有时表现极似脑卒中。5%～12%的患者无神经系统症状。

1.X线平片

（1）常无阳性表现。

（2）当转移瘤侵及颅骨时，以溶骨性破坏常见。

2.CT检查

（1）60%～70%的病例为多发，多位于灰白质交界区，大小不等。

（2）肿瘤小者为实性结节，大者中间多有坏死，呈不规则环状。

（3）平扫肿瘤密度不等，高、等、低、混杂密度均有。

（4）增强扫描，94.4%的病例有增强，呈结节状（无坏死）或环状，环壁较厚，不规则。

（5）87%的病例有脑水肿，肿瘤小、水肿大为转移瘤的特征，然而直径4mm以下小结节常无水肿。

（6）癌性脑膜炎仅见脑池、脑沟增宽，也可以有脑室扩大。增强后可见脑膜或室管膜强化，小脑幕也可呈不规则强化。部分患者仅表现为脑积水。

3.MRI

（1）肿瘤在T_1WI为低信号，T_2WI为高信号，肿瘤周围水肿广泛，占位效应明显。

（2）注射Gd-DTPA后，肿瘤有明显强化，强化形态多种多样，如结节状、环形、花环状，有时内部还有不规则小结节。

（3）在T_2WI肿瘤表现为低信号或等信号，多半是结肠癌、骨肉瘤、黑色素瘤。有出血的转移瘤，提示来自黑色素瘤、绒毛膜癌、甲状腺癌和肺癌等。

4.诊断、鉴别诊断及比较影像学

多发性病灶，位于皮质下区，病灶周围有明显水肿，有均匀或环状强化，则多可诊断为转移瘤，特别在身体其他部位有原发癌瘤时。但应注意与多发脑脓肿鉴别。单发大的转移瘤需与囊性星形细胞瘤及脑梗死等鉴别。

对脑转移瘤的诊断 MRI 优于 CT，特别是对颅底、颅顶以及脑干和小脑转移灶的显示。显示直径 1cm 以下的小病灶，MRI 也优于 CT。

第三节　脊髓疾病

一、脊髓内肿瘤

脊髓内肿瘤占椎管内肿瘤的 10%～15%。室管膜瘤及星形细胞瘤最常见。室管膜瘤约占 60%，成年人多见。起源于中央管的室管膜细胞或终丝等部位的室管膜残留物，好发于腰骶段、脊髓圆锥和终丝。肿瘤边界比较清楚，46%可发生囊变。星形细胞瘤约占 25%，多见于儿童，以颈、胸段最多，病变可呈浸润性生长，累及多个脊髓节段，甚至脊髓全长。肿瘤与正常脊髓组织无明显分界，38%可发生囊变。

疼痛为最常见的首发症状，逐渐出现肿瘤节段以下的感觉异常和运动障碍。

1.X 线检查

（1）平片检查可无明显异常，有时可见椎管扩大、椎弓根间距增宽，偶见肿瘤钙化。

（2）脊髓造影，多数见脊髓增粗，但无移位。蛛网膜下腔部分阻塞时，对比剂呈对称性分流。完全阻塞时则呈大杯口状梗阻，两侧蛛网膜下腔均匀变窄或完全闭塞。

2.CT 检查

（1）脊髓密度降低，囊变表现为更低密度区，外形呈不规则膨大。

（2）肿瘤边缘模糊，与正常脊髓分界欠清。

（3）增强后肿瘤实质部分轻度强化或不强化。室管膜瘤可见中央管周围轻度强化，为其特征性改变。

（4）CTM 可见蛛网膜下腔变窄、闭塞、移位，延迟扫描有时可见对比剂进入囊腔。

3.MRI

（1）脊髓呈梭形膨大，其周围蛛网膜下腔变窄。

（2）肿瘤在 T_1WI 信号低于脊髓，在 T_2WI 呈高信号，其信号强度可不均匀，坏死和囊变表现为更长 T_1 和长 T_2 信号。

（3）Gd-DTPA 增强扫描可见肿瘤实质强化，室管膜瘤比星形细胞瘤强化显著。

4.诊断、鉴别诊断及比较影像学

根据上述 CT 和 MRI 表现，髓内肿瘤不难诊断。星形细胞瘤与室管膜瘤的鉴别在于前者多见于儿童，以颈、胸段最为常见，累及范围较大，伴发囊肿的机会较少。而室管膜瘤范围较大，呈边界清楚的结节状，并伴广泛的囊肿。星形细胞瘤与多发性硬化鉴别困难，多发性硬化在急性期亦可表现为脊髓增粗、信号减低，但其信号均匀一致，周围常有正常脊髓组织环绕，占位效应不明显，晚期常出现脊髓萎缩。脊髓无明显肿大的肿瘤内发生囊肿时，需与脊髓空洞症鉴别，后者囊肿边缘清楚，多有流空现象。

二、神经鞘瘤与神经纤维瘤

神经鞘瘤是最常见的椎管内肿瘤，占所有椎管内肿瘤的 29%，起源于神经鞘膜的施万细胞，故又称施万细胞瘤。神经纤维瘤起源于神经纤维母细胞，含有纤维组织成分。

病理上以颈、胸段略多，呈孤立结节状，有完整包膜，偏一侧生长，常与 1～2 条脊神经根相连，肿瘤生长缓慢，脊髓受压移位或变细。肿瘤易从硬膜囊向神经孔方向生长：使相应神经孔扩大。延及硬膜内外的肿瘤常呈典型的哑铃状。多发性神经纤维瘤常见于神经纤维瘤病。

临床最常见于 20～40 岁，常表现为神经根压迫症状，初为疼痛，以后出现肢体麻木、感觉减退等。

1.X 线检查

（1）平片可见椎弓根骨质局限吸收、破坏，有时可见椎间孔扩大以及椎管内病理性钙化。

（2）脊髓造影可见肿瘤侧蛛网膜下腔增宽，阻塞端呈典型的浅杯口状；健侧变窄而短，呈尖刀状。脊髓受压并向健侧移位。部分阻塞时，对比剂围绕肿瘤边缘形成充盈缺损。

2.CT 检查

（1）肿瘤呈圆形实质性肿块，密度较脊髓略高，脊髓受压移位。

（2）增强扫描肿瘤实性部分呈明显强化，囊变坏死区无强化。

（3）肿瘤易向椎间孔方向生长，致神经孔扩大，骨窗像可见椎弓根骨质吸收破坏，椎管扩大。

（4）当肿瘤穿过硬膜囊神经根鞘向硬膜外生长时，肿瘤可呈哑铃状外观。

（5）CTM 可清楚显示肿瘤阻塞蛛网膜下腔的部位、肿瘤与脊髓的分界以及脊髓移位情况，肿瘤阻塞部位上、下方的蛛网膜下腔常扩大。

3.MRI

（1）肿瘤形态规则，边缘光滑，常较局限，脊髓受压移位，肿瘤同侧蛛网膜下腔扩大。

（2）T_1WI 上肿瘤呈略低于或等于脊髓信号，T_2WI 上肿瘤呈高信号；伴囊变坏死时其内信号不均。

（3）横断面或冠状面图像能清晰观察到肿瘤穿出神经孔的方向和哑铃状肿瘤全貌。

第四章　乳腺疾病影像学诊断

乳腺 X 线片检查是目前诊断乳腺癌的最佳方法之一。尤其在乳腺癌发病率上升的今天，研究探讨乳腺癌早期诊断是医学影像诊断学的重要课题。1913 年德国一位外科医师为提高手术活检的阳性率：采用 X 线定位方法，共拍了 3000 余例乳腺 X 线片，发现在 100 例术后病理诊断乳腺癌的病例中，有 85%～95%术前可在 X 线片中显示肿块，从而启示人们采用 X 线片取得乳腺癌的术前诊断。1964 年 X 线片诊断乳腺肿瘤的价值已被人们所公认，并开始有专著发表。Esauk Jecnigue 首先采用了低电压、大 MAS、近距离、纸板夹的照相方法，共拍了 3000 余例乳腺片，其中 728 例乳腺癌得到手术证实。1965 年中国医学科学院肿瘤医院在国内首先总结了 142 例乳腺摄片经验，在中华放射学杂志发表，引起我国放射学界的关注。

乳腺 X 线检查虽然经历了半个世纪，但由于所采用的 X 线球管是普通钨靶阳极投照，软组织分辨率差，早期乳腺癌确诊率比较低，所以在 20 世纪 60 年代以前此项工作进展缓慢。1967 年意大利学者专门设计一种用钼作焦点的软线摄影装置，球管电压 25～35kV、射线波长 6～6.9nm，适于对原子序数低的软组织投照。而且这种球管的焦点（F）值小，照片清晰，相应的又有专供乳腺拍片的高对比胶片问世，为开展乳腺 X 线片的临床应用提供了物质基础，使乳腺癌的诊断水平得到提高。I 期乳腺癌术后 10 年生存率为 90%左右，微小癌 20 年生存率可达 95%以上。因此，目前世界各技术发达国家都在探索诊断率高，可以发现小癌和微小癌，对人体无害以及效率高价钱便宜的乳腺癌普查新方法，如 B 型超声断层检查、液晶、微波、红外线、近红外线检查、针吸细胞学检查等，但诊断率最高尚属 X 线干板照相。此法早在 1937 年由美国物理学者 C.F.卡尔逊所发明，1949 年初步形成干印术。鉴于当时半导体技术尚居初期阶段，所以只能满足简单的文字复印，1952 年以后医学界为开辟干板照相在临床应用的新领域与工业界密切合作取得进展，70 年代初医用板机相继问世，中国、英国、美国、苏联等不同类型的干板机开始用于临床，并在乳腺癌早诊方面取得比较满意的效果。

1970 年中国举办了全国干板新技术推广学习班，在各省市进行推荐工作，北京、上海、杭州、天津等市在乳腺干板照相的临床应用方面都取得了不少经验，充分利用干板照相对软组织的边缘效应，观察乳腺癌的间接征象的研究取得了一些成绩，为乳腺癌早期诊断提供了物质基础。北京市肿瘤防治研究所通过 705 例手术病例（其中癌块直径 1cm 以下者 235 例，1cm 以上者 235 例，良性肿瘤和其他疾患 235 例）进行对照研究，发现有 10 种 X 线干板征象在病理大切片上证实是乳腺癌的重要指标，其中直接显示肿瘤的（以下简称直接征象）只有 4 种，而在癌旁发生的间接征象则有 7 种之多，并研制成功以干板照相和计算机为主要诊断手段的乳腺癌普查车，为开展乳腺癌普查和早期诊断工作开辟了一条新路。1972 年英美合资的兰克西洛公司，首先向国际市场提供了质量稳定、照相清晰的兰克西洛 RAHK、XEROX、SYSFEM125 型自动干板系统，并先后在英、美、德、日等二十几个国家开展使用。

1973 年美国 Horston 报道，检查 1535 名女性乳腺，开始时为了观察干板和软片的诊断质量，采用两种方法同时对照，当进行到 100 例以后发现干板效果突出而取消了软片对照。

应着重提出，美国底特律乳腺癌检查中心 J.N.Wolfe 于 1977 年来我国讲学时所发表的有关干板照相对乳腺疾病诊断的临床研究报道，在乳腺癌早诊工作方面是有建树的。例如，J.N.Wolfe 的 N1、P1、P2、DY、QDY 的 X 线乳腺分型以及他对乳腺良恶性钙化灶的研究和论述，都是该领域中发表最早的论文。

乳腺疾患的 X 线检查经历了钨靶、钼靶、干板等三个阶段，由于钨靶软片远不如钼靶软片和干板，所以至今已很少有人继续使用。20 世纪 90 年代 X 线干板照相逐步被 X 线钼靶软片照相所替代。

在这段时间里，钼靶软片照相发展到一个新水平。首先将 X 线球管进一步缩小，发明了微焦点照相，使照片的清晰度大幅提高，可以清楚地显示出微小肿块和细小的钙化点，为乳腺癌的早期诊断提供了一个很好的基础。由于X线可以发现极微小的病灶，使临床组织学检查出现新的问题，就是对癌组织的取材问题。因此，又发明了电脑定位针吸组织检查技术。近几年来由于乳腺癌发病率逐年上升，很多国家投入大量财力研究多种诊断的早诊方法。

乳导管造影对乳腺疾病的诊断不应忽视。尤其是对导管内病变的诊断有重要价值，据美国斯底芬报道，每15例导管溢液通过造影可能被最后证实有一例是乳腺癌。笔者十几年来从数千例乳导管造影的手术结果统计乳腺癌占导管溢液的1/12.5，而且可能是小癌、微小癌，足以提醒人们注意导管造影的重要性。

对乳腺疾病诊断X线检查只是许多方法之一，在任何时候都不能忽略与其他检查的相互配合，因为任何一种检查方法既有特异性，同时有一定局限性，所以只有开展综合性诊断才能真正提高乳腺癌的早诊率。

X线检查可以发现病变、明确部位、确定性质，还可以通过X线照片对女性的乳腺实质类型进行分析，判断不同乳腺实质类型的癌发生情况。这已是当今国际上从事乳腺癌研究的课题。我们对中国女性的乳腺实质类型进行了数万例的临床统计分析，发现有些乳腺类型癌发生率明显偏高。这些研究报道对测算和估计人群的癌发生情况，预测和筛选出危险人群，作重点监测或提前作些干预性治疗，可能会对控制晚期乳腺癌和减少癌发率有一定意义。

一、正常乳房的X线表现

乳腺是一终身变化着的器官，故乳房组织解剖与X线所见在不同时间有所不同。这一点必须掌握以免造成误诊。

1.乳头

X线所见：乳房组织中密度最高的，常常以此作为密度的对照标准，乳头后方透亮，先天性乳头内陷时乳晕部位形态一般不改变。

2.乳晕

X线所见：呈盘状，近乳头部稍较周围部厚，下部较上部厚，稍向外膨出。

3.皮肤

X线所见：皮肤厚约 1～2mm，乳头以下厚约 2～3mm 甚至厚一倍，Egan 报道有 10mm 厚的，但内缘光滑。国内报道不一，自 0.5～3mm 不等，一般大乳房的皮肤较厚，小乳房较薄。

4.皮下脂肪

X线所见：皮下的脂肪层呈透亮带，宽窄个体差异较大，青春期女性较窄，乳晕部脂肪带薄，有时看不见。脂肪透亮带内有交错的细纤维结缔组织、Cooper 韧带及静脉血管等。乳腺后缘的脂肪组织为一条与胸壁平行的透亮线，约 0.1～0.5cm 宽。

5.悬韧带（Cooper 韧带）

X线所见：显示在皮肤与腺体之间呈细条状结构。

6.腺体组织

X线所见：随着年龄的增长，乳腺组织在 X 线上所见区别较大。青年女性因腺体丰富，周围结缔组织致密，而脂肪组织少，显示"实性"结构，为致密腺体型。中年女性腺体组织逐渐萎缩，脂肪组织增加，X 线所见，有不规则透亮区，为中间混合型。老年女性腺体完全萎缩，被周围脂肪组织取代，密度普遍降低，为透亮脂肪型。若腺管系统增生，周围结缔组织增厚，X 线可见乳腺内索条状结构形成导管型乳腺。

7.乳腺血管

X线所见：血管影一般两侧对称，血管一侧增粗应先除外摄片加压的因素，动脉钙化呈双轨样或柱状。

8.乳腺淋巴

乳腺淋巴组织丰富，对乳腺癌诊断有重要价值，包括腺泡周围的毛细淋巴间隙，乳晕下淋巴网，胸骨旁淋巴结，腋窝淋巴结，腹壁、肋下淋巴结。X 线所见：乳腺淋巴引流方向不一，各象限都可引至腋窝淋巴结和胸骨旁淋巴结。

乳内淋巴结一般不显影，偶尔在乳房内可见小卵圆形乳内淋巴影直径 5～6mm，良性淋巴结门部位有脂肪组织透亮压迹便于辨认。如果在乳尾部出现增粗的淋巴管及致密的淋巴结显示，应提示乳腺癌发生的可能。

二、乳腺疾患的 X 线检查

乳腺实质和间质内发生赘生性或假赘生性改变等，属 X 线检查之适应证。乳腺分布于体表，在病变明显时，如肿瘤等通过触检应当能被发现。提高乳腺癌疗效之关键在于早发现、早诊断、早治疗。对于 1cm 以下的小癌、导管内原位癌以及无肿块亚临床癌等靠触诊比较困难，X 线检查是早期诊断的重要环节。

X 线检查目的是发现病变，明确部位、确定性质。可以早期发现微小肿块、恶性钙化灶、淋巴管癌栓等，不仅对手术前诊断极为重要，对术后病检亦往往需要借助于 X 线定位取材方得成功。

（一）乳腺良性疾患

1.乳腺肥大——巨乳症对巨乳症的检查

X 线并非特异性，只要详细询问病史，通过临床检查即可确诊。但临床往往需要与恶性肿瘤加以鉴别，尤其在单侧发生，或巨乳症的初期，如果乳房增长快、患者自觉疼痛、有时触及肿块，则需要进行 X 线拍片进行确诊。

X 线所见：

1）乳腺外形增大，丰满的腺体占据整个乳房，皮下脂肪几乎完全消失，呈致密腺体型。

2）皮肤正常，乳晕区扩大并增厚，尤以乳晕下方皮肤增厚最为明显，但乳头并非成倍增大，以扁平形居多。

3）少数病例乳房中下带有囊样透亮区，是由于间质脂肪团所致。

4）血管丰富，异常扩张血管增多。

2.炎症性疾患乳腺炎症性疾患一般根据临床症状确诊

但某些肿块型乳腺炎、慢性乳腺炎、亚急性乳腺炎或乳腺炎后遗症等，需要拍片与肿瘤鉴别，尤其需要与炎性乳腺癌加以鉴别。另外，化脓性乳腺炎形成水肿时，可能出现皮肤粘连和厚皮征，亦必须照相加以鉴别。

（1）乳头乳晕炎：局限于乳头和乳晕部位，为大部分暴露在体表的炎症，常见于授乳期或擦伤、湿疹、疥癣、乳头先天内陷长期糜烂所引起，细菌由伤口直接侵入或导管内分泌物所引起的乳头肿大，于乳晕附近发生脓肿，又称乳腺前脓肿，临床体征酷似乳腺癌。

X 线所见：

1）乳头增大或致密或变成扁平状，有时可见乳头内的小囊肿。

2）乳晕皮肤表面粗糙，乳晕后缘增厚一般比较光滑，此特点可与恶性鉴别。

3）有脓肿或钙化出现时，X 线所见呈球形致密团，往往由乳头根部向内突出，这时乳头会更加隆起以区别于恶性肿瘤。

（2）急性乳腺炎：乳腺的急性炎症多发生于分泌性乳房，病原体大多为金黄色葡萄球菌，经由乳头破裂处或逆导管而入。另外也可能发生在任何不泌乳年龄的女性或初生儿。

X 线所见：肿块部位密度减低，乳腺小梁结构紊乱出现少量的纤维索条影。有脓肿时呈球形或椭圆形，边界锐利，密度均匀，与恶性肿瘤鉴别的主要鉴别点是后者所触及的肿块与皮肤粘连，皮肤后缘不光滑，出现淋巴和血管与皮肤垂直呈条索状影，可能伴有泥砂样钙化灶等。

（3）慢性乳腺炎：好发于绝经前后，或有授乳困难史的女性，部分由于内分泌失调而引起导管上皮增生、间质细胞浸润和结缔组织增生。由于分泌功能失常，导管内往往积聚大量的脂质分泌物，因此引起导管扩张或乳头溢液，刺激导管周围组织引起脂肪坏死及炎症变化，病程较长，可反复发作，由于导管壁纤维化，使导管缩短，乳头内陷或外形发生改变，乳晕可触及坚实的肿块，临床易误为癌。早期组织学变化可见扩张的导管上皮增生，腔内有脱落的上皮细胞和含脂质分泌物，所以需行导管造影确诊。

乳导管造影 X 线所见：①溢液导管扩张扭曲变形；②导管腔内可能充盈不全；③部分分支导管不显示，出现假性堵塞。

　　此症后期可使导管周围及间质受累，在导管周围出现脂肪组织坏死称为脂肪坏死性乳腺炎。末支导管及小叶结构被破坏形成囊腔，X线下可能看不到异常改变，但脂肪坏死X线改变则与恶性肿瘤的毛刺状肿块相类似，在组织学上细胞改变与癌细胞也不大容易区别。

　　（4）结核性乳腺炎：此病较少见，发生在中青年女性，原发者更少见，多发于身体其他部位结核病，临床可触及坚硬的肿块，与皮肤粘连，很容易触及腋窝巨大之淋巴结，易误为乳腺癌淋巴转移。

　　X线所见：

　　1）圆形或椭圆形肿块，边界整齐，密度均匀，常可见肿物尾部有淋巴管显示。

　　2）结节型，多为结核性肉芽肿，密度不均，肿块尾部有淋巴管增粗影和层叠结构，形态比较特殊，有些结核灶向周围浸润形成毛刺，可与皮肤粘连，形成厚皮征。

　　3）腋下淋巴结易呈分叶状肿大，密度较高，大部分有钙化，干板相上容易显示。

　　4）乳腺结核形成：乳头乳晕炎X线示意图窦道与皮肤粘连，X线可见厚皮征及窦道内钙化。

　　（5）脂肪坏死：此病前已述及，是发生在皮下或乳腺组织之间的脂肪组织内，由于炎症、手术或外伤等原因引起的脂肪坏死，好发于中年女性，不论临床触检或X线所见都与乳腺癌相象。

　　X线所见："毛刺"状肿块，一般被认为是乳腺癌的特征，同时脂肪坏死症也可能出现。笔者在几十年里发现有几十例是因为脂肪坏死后产生毛刺，通过大切片作组织学分析，毛刺主要是在坏死组织的周围有明显的纤维组织增生，呈放射状的瘢痕样组织，瘢痕内可有含铁血黄素及钙盐沉积，X线所见可能有小钙化点，因此，更难与乳腺癌鉴别。通过回顾复习上述病例唯一可以与癌性毛刺状肿块区别的是，前者毛刺数量少，呈短毛刺，粗细均匀，边界清楚显锐，与周围组织界限清楚，周围无透亮区，无异常血管，而乳腺癌毛刺表现很不规则，周围易受波及，且容易伴有透亮环，异常血管增多。毛刺形态以根部粗尖端细、长短不齐等特点。

（6）乳腺梅毒：此病甚罕见，发生在梅毒之各期。

初期：硬下疳主要表现乳头部位的变化，乳头增大、变厚、乳晕肿大等，类似乳头湿疹改变。

第二期：乳晕周围出现丘疹，或出现皱襞呈叠垒状突起。

第三期：乳腺实质开始出现橡胶样肿，形成硬块，皮肤亦可受侵。

乳腺梅毒诊断应结合病史，X 线检查可与癌及佩吉特病鉴别。前者一般无实性肿块，表现慢性炎症或乳腺内结构紊乱，更可通过临床病史予以鉴别。

（7）外生性肉芽肿：常见于成年女性，为乳腺成型注射增脂肪刺激素或石蜡等药物引起的间质大量肉芽生长，年久逐渐形成圆形肿块，部分周壁形成钙化，临床触检容易误认癌肿。

X 线所见：

双侧性，多处圆形或椭圆形致密团形似卵石，边界锐利，密度均匀，最大直径 4～5cm，亦有不规则形，索条状结节形等；年久者可见周壁钙化，可压迫乳腺及皮肤，出现厚皮或漏斗征，严重者造成乳头回缩等类似乳腺癌某些间接征象。

3.乳腺增生性疾病

（1）乳腺增生症：增生性疾病是女性最常见的非炎性乳腺疾患，包括多种既有联系又各有特征的病变。其共同特点是乳腺组织实质成分的细胞在数量上增多，在组织形态上发生变异，由此而产生了乳腺结构紊乱，表现出组织学方面的一系列改变以及临床上患者可产生胀痛等各种自觉症状，有更多的人从组织学观点出发，称此病为乳腺结构不良，也是因为乳腺增生症过于复杂而寻找的一个概括的通称。此病在命名和分类上还不太统一，有些问题尚需进一步探讨。笔者根据几家著作，认为阚氏的乳腺增生分类观点较为合理，其特点：①系统化；②注意到对不同增生症性质的分析，尤其与癌变的关系即所谓癌前病等加以分析；③与 X 线所见容易对照。

阚氏把乳腺增生分为 5 种类型：小叶增生、导管增生、纤维组织增生，其他大汗腺化生、肌上皮细胞增生症。

此病首先波及乳腺小叶，其次是导管的改变，按病理发展过程可分为三期：小叶增生期、纤维腺病期、纤维化期。增生初期小叶腺泡和导管上皮细胞增生成复层，小囊状扩张，腺泡增大，月经前排卵期可能有胀痛感或触到"肿块"，经后上述症状会逐渐消失。如果增生组织继续发展，将累及小叶纤维组织与其溶成团块状结节，逐渐扩大形成大片状，造成乳腺严重的结构不良，临床检查似触及肿瘤，需加以鉴别。

导管增生是乳腺增生症另一种表现，此征主要表现在大导管和主要的支导管上皮增生成复层，可部分出现，亦可累及整个乳腺导管，据 J.N.Wolfe 分型，增生的导管占全部乳腺的 1/4 以下者称 P1 组，超过 1/4 者称 P2 组，据沃氏报道 P2 组癌发率高于 P1 组的 37 倍。可能与癌发率有一定关系。

虽然乳腺增生症主要表现在实质部分，但增生后期亦会使间质受累，如悬韧带（Cooper 韧带）、血管和乳晕的变化等，在 X 线片皆有所表现。乳腺增生症的 X 线所见大致可分以下几种。

1）斑点状：乳腺部分或全部呈斑点状致密结节，直径平均 0.5～1cm，边界不清，形态不规则，似雪片样或结节状。此类多居于小叶增生，或小叶与周围纤维组织溶为一团，形成密度很高的增生结节，这种增生结节重叠在一起，在侧位片可以看到片状的致密影。

2）条索状：大多是导管增生的表现，以乳头向内呈放射形的条索状致密影，有脂肪衬托则反差明显，导管径可增加到 3～5mm。

3）膨突型：腺体前缘凹凸不平，呈弧形或结节状向皮下脂肪突起，悬韧带（Cooper 韧带）增厚或形成尖角，腺体后缘模糊，密度降低。

4）肿块型：形状不规则，其大小和数目每个患者也很不一致，有片状、球形、不规则形等各种形态，有些边界不清而大部分边缘比较模糊。此型以腺瘤样增生较常见，有单发或多发性。

5）致密型：乳腺广泛增生，细胞变异使整个乳腺呈一非常致密的大团状影，Wolfe 定为 DY 组。另外男性乳腺增生大部分累及全乳，形成半球形致密肿块，临床诊断为男性乳腺女性化，与肿瘤较容易鉴别，增生的腺体前缘与皮肤界线分明，边缘非常光滑、清楚，或较模糊。

（2）纤维囊性乳腺病：此病是退化性囊肿性病变，临床常见于 40～50 岁绝经期前后的女性，单发或多发，囊肿直径平均在 2～3cm，分布乳腺的中下带或后缘。此病是增殖性病变，也是乳腺退化过程中的一种乳腺变异。从组织学分析不论肉眼或镜下观察，皆与增生症相近似，囊肿切开后可看到绿色或透明的黏稠液体，当手术切开囊肿时外观奇特，呈黯蓝色，因此 Bloodgeod 将其命名为蓝顶囊。一般囊腔内积满了特殊化的脂肪球，就其本身来说很少癌变，但囊壁肿瘤则时有发生，故 X 线检查常常需要仔细观察囊壁的变化。此病 X 线所见。

1）空洞型：呈球形透明区，可以看到完整的囊壁，在腺体较丰满的乳腺时会出现一个圆形的密度减低区，形态如肺结核空洞，故名为空洞型。

2）蜂房样：好发于中下带，呈蜂房样多囊性透亮区，囊壁致密，能随体位变形，如采用牵拉位投照，囊腔会被拉成长圆形。此型为多囊性纤维囊性乳腺病。

3）囊壁增厚：纤维囊性乳腺瘤的囊壁厚度一般平均在 1mm 左右，如果发现局部囊壁有增厚现象，应注意有否新生物出现。

（3）囊肿：哺乳期和分泌性乳腺，因乳汁潴留或导管梗阻后潴留形成囊肿，常见的有积乳囊肿、单纯囊肿等。X 线所见。

1）空洞型：环形致密的囊壁中间密度减低，一般直径平均在 1～2cm，X 线所见如肺结核纤维空洞，故名为空洞型。

2）乳石症：囊肿钙化型，或囊肿内日久潴留有油样填充物，钙化后密度很高，其间可能见到有不规则的透亮区。

3）卵石样：这是扩张的大导管内多发性积乳囊肿的特殊型 X 线表现。大导管管腔极度扩张，于管腔内堆积着大小不一、形态各异的小卵石样囊肿。

乳腺囊肿病的 X 线所见比较典型，大多数边界光滑锐利密度减低或呈中等度，绝大部分是圆形和卵圆形。乳腺囊肿还有其他种类，如外伤后血肿、慢性炎症等引起的囊性肿瘤，此症亦可采用 B 型超声断层检查。

4.乳腺良性肿瘤

乳腺腺病和囊性增生的发展过程，由于管泡和纤维组织的增生，可同时伴有纤维腺瘤形成。导管上皮高度增生亦可形成管内乳头状瘤和乳头内乳头状瘤病等。乳腺良性肿瘤最常见的是纤维腺瘤，其次是导管内乳头状瘤，另外还有腺瘤、脂肪瘤及其他少见肿瘤等。导管内乳头状瘤必须施行导管造影方能确诊，本节着重对 X 线平片诊断良性肿瘤加以论述。

（1）纤维腺瘤：可分为，单发为圆形或椭圆形，肿块密度均匀、致密、边界锐利，可发生在乳腺内的各个部位。多发者好发于中、青年女性，亦常见于纤维腺瘤手术后继发为多发性纤维腺瘤。密度中等度，大小不同，在第一次手术附近原位生长或在其他部位长出新的病灶。笔者曾发现在切除部位继发 19 个大小不等的肿瘤，直径最大 3cm，小的有 0.5cm。青春型纤维腺瘤发生在青春期女性，肿物增长较快，质地较硬，但密度并不太高，X 线所见可显示肿瘤的增长轮。花瓣状肿瘤呈花瓣状分叶，边界光滑，境界清楚。钙化型纤维腺瘤其中纤维成分容易发生钙化和骨化，一般钙化点数量少，密度高，形态圆形或斑片状，可与恶性钙化鉴别。

巨大纤维腺瘤（分叶型纤维腺瘤）一般认为肿瘤直径 7cm 以上为巨大纤维腺瘤，好发于 45～58 岁女性，文献报道最大重达 18kg。形状不尽圆形，一般边界清楚、锐利与皮肤界线清楚，腺体和导管可能被推移，但一般不发生粘连。瘤中心或其任何部位皆可能出现钙化灶，此病与叶状囊肉瘤难以区别，后者的形态学表现宛如低度恶性纤维肉瘤。

（2）乳头内乳头状瘤（乳晕下导管乳头状瘤病）：发生在乳头内，一般不超过 0.5cm，见于 40～50 岁左右女性。或伴乳头肿大、糜烂、溃疡、湿疹、乳头稍突出，触检能摸到小豆粒大硬结。组织形态与管内乳头状瘤不同，后者近似于汗腺瘤，主要是导管上皮增生。X 线所见：①乳头内圆形肿物，密度均匀，边界清楚；②乳头可有增大、膨突。

（3）导管内乳头状瘤（见乳腺导管造影）。

（4）脂肪瘤：可分腺内脂肪瘤和间质性脂肪瘤两种，后者好发于乳腺后贴胸处，亦称乳腺后脂肪瘤。此病常发生在单侧，形态和大小不同，生长缓慢，触诊质软，边界清楚但容易移动，组织学无特殊所见，主要是特殊化的脂肪组织。

X线所见：①好发于乳房下方或后方；②呈圆形、椭圆形或分叶状透亮区，大小皆有似囊样改变，薄薄的纤维包膜构成清晰的瘤壁；③瘤体易受外力影响而变形；④一般X线所见远大于触诊时肿块的直径。

（5）其他良性肿瘤：乳房还分布有其他良性肿瘤，如血管瘤、淋巴管瘤、肌瘤、软骨瘤、骨瘤、粉瘤、寄生虫性囊瘤等临床不多见，应注意与乳腺癌鉴别。

（二）乳腺恶性肿瘤

乳腺恶性肿瘤大部分可以通过X线进行鉴别，但早期乳腺癌比较困难。因此通过研究乳腺癌各种X线征象的病理基础，利用大切片和病理标本作X线对照，进一步明确乳腺癌发生后所产生的一系列X线征象，可以进一步提高早期的诊断率，具体方法是：首先将术前肯定诊断的病理标本制作成蜡块，采用软线照蜡块标本像与术前X线对照，两者所见相符者，做成大切片，其次用幻灯放大定位找到大切片的病变在显示征象部位作上标记，再次用高低倍显微镜观察，作微观（组织学所见）与X线所见进行综合分析，最后得到X线征象的组织病理学依据。

乳腺癌各种征象及其组织病理学基础：乳腺癌是乳腺导管及末梢导管上皮的恶性肿瘤，当肿瘤发生以后，肿瘤本身及其周围将会产生一系列的组织病理学的变化，这些变化是产生各种X线征象的病理基础。早期乳腺癌不一定都有肿块，所谓亚临床癌，无肿块癌，不仅临床触及不到肿块，甚至手术切开也找不到明确的肿块，但可能出现某些间接征象。如大导管扩张，血管和淋巴管异常相尤其值得重视的是在腺泡和导管内出现的泥砂样和小杆状恶性钙化灶等，明确肿瘤的性质十分重要。因此，本节将从有肿块直接征象和无肿块间接征象两个方面加以论述，以做到乳腺癌的早期诊断。

1.直接征象

肿块为乳腺癌X线直接征象。常见的直接征象有毛刺状肿块、分叶状肿块、透亮环肿块、肿块伴小杆状钙化灶、边缘模糊肿块、囊壁肿块及圆形或椭圆形肿块等。有些肿块如毛刺状肿块、透亮环肿块、肿块内伴小杆状钙化灶等，对乳腺癌诊断极具特异性。其他尤其圆形肿块应结合间接征象与良性瘤鉴别。诊断恶性肿瘤除从形态上进行鉴别，还应注意肿瘤的密度与良性对照。由于肿瘤组织密度一般高于周围组织。故可以在X线下显影，但显影密度与肿块的厚度、性质、乳腺本身的类型有密切关系。较致密的乳腺内，小的肿块显示不清，而脂肪型乳腺则容易显示。另外，癌细胞比较密集的硬癌、髓样癌等显示清晰。X线干板上有时可见肿块中密度不均匀现象，大切片对照主要是由于癌的多中心性，在癌组织之间夹杂有正常的或增生的乳腺组织。有些则是较幼稚的纤维结构组织，肿瘤中心坏死也是肿块密度不匀的原因之一。

（1）毛刺状肿块：癌组织向周围组织浸润的表现，也有些毛刺的主干是小导管和周围的结缔组织增生，其间可能有癌细胞浸润，亦有些为单纯的导管增生和结缔组织增生而无癌细胞可见。不同类型的毛刺可在同一肿块中出现。毛刺的密度高，在周围脂肪组织对比之下显示清楚，而在腺体丰富的致密乳腺内则毛刺往往不易显示清楚。毛刺状肿块的构成以癌床为中心向外放射出根粗尖细的毛刺状致密影，形态不大一致，有海星状、蟹足状或葱须状等。短毛刺几毫米，长毛刺十几厘米，以形成毛刺的组织类型划分：导管型毛刺、血管型毛刺、淋巴管型等。良性肿瘤一般不会出现毛刺，但结核及手术后瘢痕亦可能产生毛刺应结合临床进行鉴别。

（2）分叶状肿块：恶性肿瘤生长速度较快，肿块生长发育过程中可能受到周围的影响，如血管的压迫、自身部分组织坏死或炎症浸润等都会造成瘤体发育增长的不平衡，呈分叶生长。我们可以从大切片上清楚地看到肿瘤受到边缘的血管压迫以后影响生长，形成向内陷入的峪沟。另外，恶性肿瘤周边可能出现坏死组织也会影响生长。一般肿块在Icm以下或微小癌，这种分叶状改变不太明显，但肿瘤直径超过2cm以后，这种变化特点会逐步突出，有些恶性肿瘤虽然在一张照片上看到肿块呈圆形，但经变化角度投照可能发现部分边缘有不规则分叶改变或尖角样改变。良性分叶状肿瘤的边界比较整齐光滑，一般呈花瓣状。

（3）透亮环肿块：从 X 线下观察肿块的中心部分密度较高，外围密度减低，与正常组织之间形成环状透亮带，其密度和形态多不相同，此种征象多发生在触及的肿块直径大于 X 线看到的肿块直径，而肿块加上透亮环的外径往往才是所触及肿块的直径。

从镜下观察透亮环的组织结构主要是脂肪组织，炎性渗出或局部组织水肿加大了肿块与周围乳腺组织间的间隙，通过干板的边缘效应产生明显的明暗对比，出现不规则的环状密度减低区，是诊断恶性肿瘤的重要特征。良性肿瘤周围有脂肪包膜时也可能出现透亮坏，但间隙窄而光滑，与肿块外围呈平行分布，可与恶性鉴别。

（4）肿块内恶性钙化灶：乳腺肿瘤常可能出现钙化，据统计 40%的乳腺癌有钙化灶出现，因此不论肿块形态如何，只要在肿块内出现小杆状或泥砂样微细的钙化点，是恶性肿瘤的标志，而圆点状、斑片状和其他大颗粒钙化灶则不属此列。当然在某些情况下，由于乳腺代谢障碍引起的小叶内泥砂样钙化，有人称其为珍珠样钙化也属于良性之列。

对上述两种恶性钙化，有研究认为是肿瘤坏死后引起含铁血黄素沉积的结果，看来并不确切。从肿瘤性质分析大部分是导管粉刺癌在腺泡和导管内的癌细胞坏死后的钙化。此节将在间接征象内进一步说明，此不赘述。本节应强调在出现两种恶性钙化以后，不论肿块形态上是否符合良性肿瘤，都应该看作癌变的可能最大。

（5）模糊肿块：乳腺癌的多中心性使肿块的部分边缘模糊，呈磨玻璃样改变，肿块中心的密度高。

（6）囊壁肿块：大部分囊性肿物密度减低，囊壁薄，厚度平均 2～3mm，而且囊壁光滑，与周围无粘连；若发现部分囊壁增厚，出现分叶状肿块，毛刺状肿块等，则应考虑到癌变之可能。

2.间接征象

间接征象为非肿块本身造成的 X 线征象，初步总结以下 7 种。

（1）恶性钙化灶：X 线所见恶性钙化常见有三种形态，小杆状、泥砂样和团簇状钙化；从大切片镜检证实，它们分别发生在不同组织内。导管内钙化大多是小杆状，大部分发生在导管癌及单纯癌，有些钙化灶充填在末支导管分叉处，形成与导管形状相似的叉状钙化。小杆状钙化对乳腺癌诊断有重要价值，凡有此种钙化的部位，导管内均可见到癌的浸润及大量癌细胞，故可直接以此钙化灶作定位取活检。泥砂样钙化大部分发生在肿瘤外围的腺泡内，镜下所见粉刺样分泌物堆积现象，此种钙化数量多、分布广泛、颗粒细小而均匀，形态如纤细的泥砂状，与肿瘤引起的乳腺异常代谢有关，因而它虽不是肿瘤处的钙化，但与肿瘤的发生有密切关系。某些良性肿物亦可能出现类似情况，但后者钙化点数量稀少，颗粒分散，大小不尽一致，密度也较高，在 X 线下可以作出鉴别。团簇状钙化的颗粒较大，形态不规则，发生在肿瘤坏死区才有诊断价值，所以 X 线所见化灶在肿块未长成之前先从 X 线片上看到钙化点。从我们分析的乳腺癌钙化病例中有 1/3 的病例钙化点在 10 颗以下，有些仅 3～5 颗。但是泥砂样钙化点必须数量多、密集、颗粒细小、分布均匀才有诊断价值，这种钙化在镜下观察，大部分沉积在正常腺泡，也有些在间质里，所以用泥砂样钙化点定位取样不一定找到癌细胞，但它是乳腺癌发生后重要的间接征象。团簇状钙化与肿块同时出现才有诊断价值，往往出现在坏死的肿瘤部位。乳腺良性钙化种类繁多，如圆点状、圆圈状、双轨样和柱状（大杆状）等不同形态。良性钙化灶密度较高，颗粒大小和形态不一，大部分是混合出现，松散分布，与恶性钙化灶可以区别。

（2）大导管相：导管由低柱状上皮细胞组成，与腺体和结缔组织密度相差无几，所以在 X 线平片无法显示，需靠造影才能获得导管的影像。导管增生以后，管腔上皮增生成复层，密度高，管腔变粗，在背景为脂肪型高对比的乳腺内，可在平片上看到其导管直行呈正常解剖分布，X 线下呈索带型。导管内发生癌变以后出现管内癌栓导管极度扩张，进而向附近导管浸润发生粘连，造成多导管病变，与周围的血管、淋巴管、结缔组织连成一条条粗大的大导管相，有些病例尚可看到分布在导管内的小杆状钙化和叉状钙化灶，此征为乳腺导管癌的特征。若肿物侵及大导管时，有可能在肿块与乳头之间出现粗大导管相，形成"癌桥"，与此同时乳晕区增厚，密度增高，乳头开始有受牵拉内陷等表现。

（3）漏斗征：由于导管牵引乳头或乳晕发生肿瘤粘连的结果。部分是由于乳晕区慢性炎症引起，病程长进展慢，逐渐形成的。恶性肿瘤进展快，而且是进行性的，首先乳头呈扁平，继而向内陷入，压迫乳晕，局部淋巴循环障碍，皮肤水肿，真皮质由于大量炎性细胞及胶原质堆积形成外宽内窄的漏斗形致密影。典型病例乳头完全陷入，X线下称漏斗征，为了与良性鉴别，一方面结合临床表现，另外可在1～2个月内追查，由于癌引起漏斗征变化明显。

（4）厚皮征：乳房皮肤的平均厚在在2～3mm，乳晕及下方靠近腹部的皮肤稍厚，但内缘光滑表皮平整，并且与其他部分皮肤无明显分界，是逐步增厚，一般不超过0.5cm。癌引起的皮肤增厚表现为内缘粗糙。而且大多是局部突然增厚，一段皮肤出现明显的不规则突起，有时可以看到与皮肤垂直的淋巴管和屈曲粗大的血管。典型病例表皮有橘皮征和粗大的毛孔。厚皮征病理组织学改变一种是受肿瘤直接侵犯，附近淋巴管形成癌栓，淋巴循环障碍使皮肤增厚；另一种情况是局部皮肤直接受到癌肿压迫而造成淋巴回流障碍形成水肿，后者作皮肤病理切片看不到癌细胞，只是皮肤间隙变宽，胶原纤维增生，并有大量的炎症细胞渗出。乳腺癌引起的厚皮征，进展快，短期内复查变化明显X线示厚皮征可比临床提前3～6个月被发现。

（5）血管异常相：癌发生以后癌细胞内产生一种促血管生长因子，使大量的新生血管产生。癌组织代谢旺盛血液循环加快，血管流量增加，从病理标本和大切片上也可以看到有很多新生血管向肿瘤周围集中，另外有时可以看到扩张的癌栓血管残端以及密集成排的血管通向肿瘤中心。对乳腺癌诊断有特异性的血管有3种，A形血管——放射血管；B形血管——排笔形血管；C形血管——残端引流血管。另外在肿瘤周围及乳腺其他部位看到增粗的血管称D形血管，有一定参考价值，但应与月经前、肝硬化、手术后、良性肿瘤等引起的血管增粗加以鉴别，尤其异常血管呈镜面相时，更要首先考虑是不是乳腺癌以外的原因所引起。

对以上四种血管通过计算机处理，也进一步证明了 A、B、C 三形血管的诊断价值，像 D 形血管则只能作为结合其他征象分析时的参考。

（6）牛角征（Cooper 韧带）：正常乳腺的悬韧带一般在 X 线下不显示，或仅可见到条索状增厚、致密，Cooper 韧带受癌浸润以后在腺体与皮肤之间形成牛角形致密影，显微镜下分 3 带，癌床带；炎症细胞带；结缔组织增生带。从大切片上看到以上 3 带和丰富的小血管和淋巴管，可作为鉴别诊断的重要指标，对乳腺癌诊断有重要价值。

（7）淋巴管癌栓——塔尖征：乳腺上方向脂肪内伸展一笔直的细条状致密影，其下方有些直接与肿块连接，有些单独存在。此条状影由于非常微细，作病理大切片所见主要为淋巴管扩张及其管腔内癌栓形成，亦可见与其平行分布有小导管及毛细血管丛生，周围被结缔组织环绕。此征良性病内非常罕见，是乳腺癌的重要特征。发生在乳腺上方时，容易合并腋下淋巴转移，但并非所有的淋巴结都是癌转移的结果，淋巴结炎症亦可出现淋巴结肿大，所以就要注意鉴别。乳腺癌转移淋巴结以单发居多，多发亦有之，形态和大小与良性鉴别均有一定困难，所以更多的要依靠临床病史但至于直径超过 2cm 以上的淋巴结，无论其性质如何都要引起重视并积极处理，有些临床上的隐性乳腺癌首先从腋下淋巴结病理切片得到证实。

3.乳腺良恶性病的 X 线鉴别诊断

影像学诊断对特异性较强的病例容易确诊，但对于非特异性或早期乳腺癌与良性肿瘤鉴别则较难。

三、乳腺造影

利用具有与乳腺组织有明显对比的造影剂，通过各种渠道进入乳腺显示乳腺疾患的形态、性质的方法称乳腺造影，包括有乳导管造影、囊肿内注气造影、肿物周围注气造影、淋巴管造影、乳腺血管造影等。

（一）乳导管造影

乳导管造影是一种简便易行，对乳腺导管内的病变具有特殊诊断价值。

1.适应证

凡有乳头病理性溢液的患者，其诊断不明确均应做导管造影，对 X 线片上良恶性肿块不易作出鉴别的或 X 线片上无肿块而有某些恶性肿瘤的间接征象时，即使无乳头溢液也可做乳导管造影帮助明确诊断。乳头溢液患者特别是有血性溢液，必须提高警惕，据统计约 1/10 的血性溢液患者为乳腺癌所致，一般乳腺癌患者 2%～7%有乳头溢液，导管内癌则有 34%乳头溢液。

2.造影方法

事先做好碘剂过敏试验。患者仰卧，常规消毒皮肤，术者需戴消毒手套，小心挤压乳头，观察溢液导管开口，只有在少量溢液涌出时才能清楚辨认。随后把经加工、尖端磨钝而光滑的注射针头（也可用鼻泪管冲洗针）缓缓送入导管，此时患者应无痛苦感觉，针头粗细以 5～6 号为佳，皮试针头过细易插入，但易使造影剂溢出，深度约 2～3cm，先抽吸有无液体，尽量抽出液体后再注射造影剂。造影剂采用 30%～60%的泛影葡胺，适用于干板照相，而一般 X 线胶片则需浓度较高的造影剂，以 60%的泛影葡胺为宜，碘水刺激性大，造成患者痛苦，乳管痉挛而致使造影失败。一般注射 1～2mL，个别可至 5～6mL，应根据溢液量的多少，注射时阻力大小而定，注射不能过于缓慢。因导管壁还有吸收药物功能。约一分钟内完成。注射完毕后，乳头用棉球稍加压迫，或用封闭剂封口，外加乳腺压迫器摄取侧位和轴位 X 线平片，必要时加拍斜位及乳头牵引位，还可以投照穿胸前后位等。

3.X 线导管分型

导管造影由于先天变异或病理原因大致可分为干型、支干型、支叶型三个类型。

（1）干型：主导管显影，支导管及腺小叶均不充盈造影剂。

（2）支干型：主导管和分支导管显影。

（3）支叶型：主导管、分支导管、末支导管包括腺小叶都有造影剂充盈。

3 种导管形态与乳导管病变分布有一定关系，如导管内乳头状瘤多分布在干型内，而支干型更多的属于导管扩张。导管内发生癌变时以支叶型和支干型兼有之。

4.X 线所见

（1）导管内癌：常发生在第二级导管，不仅局部破坏且可向周围或延管腔蔓延，X 线所见以下各种改变。

1）虫蚀状：造影剂分布于病变局部，呈虫蚀状改变，鼠尾状狭窄，不规则充盈缺损，管壁阻塞，管腔阻塞等改变，这是由于局部管壁破坏和肿瘤占位所致。

2）断续状：造影剂沿管腔呈断续状分布，因肿瘤沿管壁或向管腔内不规则生长，阻塞不全，造影剂部分渗入所致。

3）潭湖状：病变导管周围造影剂外溢形成大小不等之斑片状影，这是因病变区导管破坏造影剂由该处溢出至间质，此时淋巴管易显影。

4）其他类型：造影剂于肿瘤局部可见鼠尾状狭窄、虫蚀状改变，突然中断，一侧管壁僵直等改变，北京市肿瘤研究所在 1981 年 6 月前 200 例资料齐全的乳导管造影，其中 20 例为乳腺癌，其临床所见 15 例有溢液，8 例有肿块触及，X 线平片阳性所见较少而导管造影的乳腺癌征象有 52 项，平均每人 2 项。

（2）导管内乳头瘤：该类肿瘤导管造影所见大致分三种。

杯口状充盈缺损：导管因局部发生乳头状瘤常导致管腔阻塞；阻塞端造影剂在肿瘤周围充盈形成杯口状压迹，近端导管常因肿瘤生长而扩大，较大的杯口状边缘常呈桑葚状。

沙钟状导管狭窄：乳头状瘤沿管壁环形生长，管腔中心部分尚能有少量造影剂通过，形成似沙钟状改变，近端或远端导管均明显扩张。

管内充盈缺损：肿瘤沿管壁一侧生长，造影时可见管腔内有充盈缺损，切线位时可见充盈缺损来自于侧壁，据统计有 50%乳头溢液患者为乳头状瘤，其中一半为血性溢液。

（3）慢性导管炎：各级导管有程度不等囊状或柱状扩张，以后者多见，化脓性导管炎尤为明显，约有 50%乳头溢液患者有慢性导管炎之改变。

（4）乳腺增生：导管造影时见导管排列紊乱，有时可见导管聚焦，无导管破坏扩张征象。

（5）乳腺良性肿瘤：导管除受压变形移位，仍保持导管的正常分支结构。

（二）乳腺囊肿注气造影

1.适应证

囊性肿瘤或疑有囊壁肿瘤时可作囊肿注气造影。

2.造影剂

一般用空气或碘剂，亦可用碘气双重造影，碘剂常用30%～60%的泛影葡胺。

3.造影方法

常规皮肤消毒，皮下注射麻醉药，应尽可能避开乳晕部位较敏感区，术者一手固定肿块，一手将针头刺入，抽吸囊内容物，有时内容物黏稠，所用穿刺针可用粗针，同时应改变位置尽量抽尽内容物，取部分送病理化验，然后原针注入滤过空气、肿块恢复原形即可，也可同时注入碘剂，剂量以肿块复原为准，还可注入碘剂转动体位后再注入空气，使有双重对比效果。

4.摄片

正侧位、各方向切线位观察囊壁。X线所见：良性肿瘤囊壁薄而光滑。积乳囊肿囊壁可能不光滑，但改变体位后囊壁无明显占位性改变恶性肿瘤囊壁边缘不整，有分叶状、毛刺状等肿块向囊腔内或外突出。

（三）乳腺淋巴系统造影

乳腺的淋巴组织极为丰富，与乳腺这种疾患特别是乳腺癌的关系密切，但目前尚无法使乳腺的淋巴组织全部显影，现用的方法仅使部分淋巴管及淋巴结显影。

1.乳头内注射法

乳头内淋巴组织丰富，局麻后注射1mLMyodil能使乳外侧淋巴及部分腋淋巴结显影。

2.乳晕下注射法

从乳晕下淋巴内注入造影剂如30%～60%的泛影葡胺5～10mL可使引向腋窝淋巴

管显影。

3.乳腺实质内注射法

用 30%～60%的泛影葡胺直接注入瘤周围的乳腺实质内，可使病灶周围淋巴管显影，可观察到病灶引流淋巴管的异常改变。

（四）乳腺其他造影

1.乳腺血管造影

为鉴别癌肿及其他良性肿瘤应用血管造影有较大的价值，一般采用动脉高压注入 60%Conray40mL 注射 10 秒后连续拍片约 10 余张。内乳动脉插管法，该法较复杂。血管造影必须消毒严格，以防感染，对患者也有一定的损害，应尽量采取其他诊断方法确诊。

2.肿物周围注气造影

使肿物边缘衬托得比较清晰，对乳腺疾患的鉴别诊断有一定的帮助，一般采用空气或二氧化碳，注气量 20～30mL，为一种简便的辅助诊断方法。

四、乳腺实质的 X 线分型

（一）乳腺分型概况

1.乳腺分型的意义

女性乳腺是一个多变的器官，从胚胎开始，经过青春期、生育哺乳期、更年期等不同生理阶段，乳腺的组织结构受内分泌的影响会产生一系列的变化。如孕期女性在胎盘激素作用下乳腺导管和腺泡开始发育增长，哺乳期受泌乳素刺激分泌乳汁，哺乳停止以后乳腺重新恢复正常。进入更年期的女性卵巢功能逐渐减退，随着雌激素水平下降乳腺组织也逐渐退化实质萎缩，被脂肪和纤维组织所取代。另外，某些乳腺疾病或人为地改变乳腺正常生理过程，也会引起乳腺发生组织病理学改变。从一些研究报道表明，早生育、长期哺乳、绝经早的女性会促进乳腺退化。反之月经初潮早、生育晚、哺乳少、多次人工流产手术、绝经期推迟、有乳腺疾患的女性乳腺退化时间可能推迟，有些甚至会变成终身的退化。近些年人们开始注意到饮食、遗传和地理环境对乳腺的影响。上述因素都直接影响乳腺组织结构的变化。乳腺结构是形成 X 线影像的基础，因此可以通过 X 线乳腺分型来研究癌发概率，提出危险人群的图像基础，采取阻断性治疗措施改变乳腺的组织状态，对于预测乳腺癌的发生和降低癌发率有重要意义。

2.国际分型研究概况

（1）海伦分型法：1960 年海伦总结了 3000 例乳腺照片，其中 2000 例有活检切片结果，作为海伦分型研究的基本资料共分为 4 型。

1）未成熟型：月经初潮前期至 20 岁女性。X 线所见大片状致密影，间有小梁结构。

2）腺体型：生育期女性，X 线所见有导管阴影及大片状腺体致密影。

3）退化型：自然或人工终止月经后，X 线所见透亮网结构，有部分致密影。

4）萎缩型：为退化型之延续，小梁很细，周围有透亮的脂肪组织。该型以不同生理时期划分，不以 X 线影像为据。故可能有相似的 X 线形态而所属类型不同。

海伦是较早提出乳腺影像学分型的学者之一，为后来人们研究乳腺分型有很大的启迪。通过组织学基础研究及 X 线所见，并与临床密切结合为探讨乳腺疾病的发生有重要意义。但是，海伦分型对各型癌发关系未能提出明确的论述，在分型的标准和内容上还值得商讨。

（2）沃尔夫分型法：沃尔夫分型于 1976 年发表，采用 X 线干板照相的方法获得了几万份清晰的乳腺干板片作为分型标准，分五型。

1）N_2 型——最低危险组：第一次明确提出按患乳腺癌的危险程度分型，乳腺实质成分减少，以脂肪组织为主。X 线所见影像透亮小梁结构在脂肪衬托下显示清晰，青年女性可能留下少量的小片状致密区。高龄女性腺体几乎完全退化所以呈现大片透亮区。此型 30 岁以上女性占 41.4%，被认为是癌发率最低型。

2）P_1 型——低危险组：在脂肪衬托下伴少量导管结构，由于导管扩张，导管周围有过多的胶原组织沉积形成条索状增生，所以 X 线所见呈条索状致密影。Wolfe 以导管的总量占据乳房的比例分成两组，导管相<1/4 是 P_1 型，而>1/4 是 P_2 型，P_1 型在 30 岁以上女性中占 26%，此型癌发率高于 N_1 型，属低危险组。

3）P$_2$型——高危险组：本型组织成分及 X 线所见与 P$_1$型相似，仅导管索带影像超过乳腺的 1/4 以上，此型癌发率高于前两型属高危险组。

4）DY 型——最高危险组：主要以结缔组织增生为主。X 线所见密度普遍增高，间有脂肪组织呈透亮区，伴有纤维增生和乳腺腺病改变。Wolfe 称其为乳腺结构不良，此型癌发率最高，50 岁后 DY 型癌发率达 50%，属最高危险。

QDY-可转化组：主要组织结构与 DY 型相似，但严格规定此型的年龄在 40 岁以前，此型属不定型，可以变为 N$_1$、P$_1$、P$_2$，由于规定在 40 岁以内癌发率不高，所以未划进危险组。

1978 年 Wolfe 通过各分型组织学对照分析认为，从大切片分析结节状影是小叶病变，许多小叶病变的弥漫性纤维化形成块状或片状致密影。条状致密影是导管周围及小叶周围的纤维化，通过组织学分析 N$_1$型表现为正常导管及小叶间质，P$_1$、P$_2$型为导管和小叶周围纤维化，伴有小叶病变、非典型增生等。DY 型显示的融合性纤维病变及小叶大量的非典型增生，所以 P$_2$与 DY 型都属于癌前危险组。

沃尔夫分型确立了影像学分类与乳腺癌发生关系的研究基础，很多学者重复 Wolfe 分型也取得研究成果，笔者曾多次以 Wolfo 分型与中国女性进行对照，有些结果相近。如 P$_2$与 DY 型在中国女性中癌发率高。但中国女性乳腺的生物特性与美洲和欧洲人不同，发病年龄比美国人提前 10 年，为 35～55 岁，其中 45 岁左右为乳腺癌高峰年龄段。而美国高峰年龄在 50 岁左右，并且 60 岁以后再次出现高峰年龄段。另外，沃尔夫分型尚不能完全包括所有的乳腺形态，每一型尚应另增加若干亚型。而且分型标准尚有待商讨之处。因此，我们结合中国女性乳腺特点进行了新的分型。

（二）中国女性乳腺 X 线分型

中国女性乳腺的影像学与国外大致相同，但由于乳腺的生物学行为的差异，各型发病时间和发病率有所不同。1978 年开始，我们使用干板摄影逐步积累了 20000 多例的乳腺干板片，其中 1000 份为手术证实的乳腺癌病例，并严格地以 X 线干板片所见作为分型的标准，包括了女性各年龄段的乳腺型，共分四型，各型又分成 2～3 个亚型。

乳腺分型首先必须具备清晰的图像基础，另外应以 X 线图像作为标准。有些分型由于图像本身质量太差，以及把 X 线所见与临床体征混淆造成概念上的错误，这种分型是不会有临床价值的。乳腺实质的 X 线分型是以 X 线所见与乳腺实质结构相互对照进行分类。

1.进行乳腺分型应按下述原则

（1）全面包括各种乳腺的影像学形态。

（2）严格以 X 线影像学作为分型标准。

（3）提出 X 线影像学的分型的病理和组织学基础。

（4）阐明各型癌发率，找出危险组。

（5）阐明各型癌发的年龄段。

（6）阐明各型互相转化关系。

2.乳腺四型

根据上述分型原则可分 4 型：I 型：致密型，II 型：透亮型，III型：索带型，IV 型：混合型。各型根据程度不同，又分成 2～3 个亚型，即，Ia、Ib；IIa、IIb；IIIa、IIIb、IIIc；IVa、IVb、IVc。

3.乳腺各型 X 线所见及组织学基础

（1）致密型：X 线所见以乳头为中心向内呈锥形或半圆形腺体致密影，与皮肤之间出现弧线形透亮带是皮下脂肪层，一般厚度不超过 1cm。后缘可见与胸壁平行的透亮间隙，在大片致密影中偶见少量的圆形或弧形透亮区。亦可见密布的致密结节，多发生在小叶增生症和哺乳期乳腺。此型为非退化型，主要是腺体及小叶内结缔组织，间质成分较少，多见于青春期和未哺乳期女性，此型又分两个亚型。

1）Ia：腺体前缘光滑整齐，边界清楚，密度均匀，属正常型，癌发率最低。

2）Ib：腺体前缘凹凸不平，呈锯齿状，常可看到 Cooper 韧带增粗成牛角形，在致密 Ib，导管增生>1/4。

（2）透亮型：此型为退化型。乳腺实质消失被脂肪组织取代，所以 X 线表现透亮度高，密度普遍下降。可见网状致密的乳腺小梁。多见于更年期以后，或哺乳时间长的女性，某些肥胖者脂肪丰富，亦容易形成透亮型。临床统计 60 岁以上占 60%。此型可分两个亚型。

1）Ⅱa：正常型。

2）Ⅱb：病理型，可见乳腺的中、下段呈圆弧形或蜂窝样改变，乳腺增生、慢性囊性乳腺病改变。透亮型属癌发率低型。

（3）索带型：腺体退化，在脂肪衬托下可看到条状或索带形致密的导管增生影，以乳晕为中心向内呈放射状排列，导管上皮细胞增生呈复层或管腔堵塞，扩张以后周围沉积较多的胶原质而致密度增高。导管增生明显，细胞明显变异，非典型增生改变。根据导管增生的数量及程度不同又分三个亚型，

1）Ⅲa：导管增生<1/4。

2）Ⅲb：导管增生>1/4。

3）Ⅲc：导管走行异常，已出现大导管像，管径在 0.5cm 以上。

导管增生可逆性差，属于终身性乳腺疾病，癌变率较高，多见于 45 岁以后女性或者高年初产女性、人工流产后及未哺乳的女性，导管增生型要在腺体退化以后才会显示更清楚。

（4）混合型：前三类的混合型即腺体、导管、脂肪等混合存在。X 线所见皮下脂肪透亮带增宽，腺体萎缩，形成三角形或不规则形致密区。致密区内可能出现大小不等的透亮区及不规则的致密结节，索带导管影及片状或团球状致密团。此型分布的年龄较广，中年女性多见。

混合型部分属于病理型，细胞高度变异增生活跃或呈非典型增生改变，所以癌发率高，可分三个亚型。

1）Ⅳa：单纯的锥体形致密影或小片状均匀致密影，皮下脂肪境界清楚，边缘光滑。属正在退化阶段所以此型癌发率很低。

2）Ⅳb：腺体前缘凹凸不平，Cooper 韧带增厚形成锯齿状或牛角形，密度不均匀，

可见圆形、半圆形或不规则致密影，病理学有细胞变异，此型癌发率较 Va 高。

3）IVc：在 IVb 的基础上有导管增生和大导管像，腺体部分已形成团块状，呈棉絮样改变，乳腺结构不良，为癌发率高危险组。

4.乳腺分型排序

（1）分型次序乳腺 4 型及亚型。

1）致密型：Ia-正常型，Ib-增生型。

2）透亮型：IIa-正常型，IIb-增生囊变型。

3）索带型：IIIa-导管轻度增生型，IIIb-导管中度增生型，IIIc-导管重度增生型。

4）混合型：IVa-退化型，IVb-增生型，IVc-重度增生型。

（2）各型癌发危险程度：。

1）最低危险组：Ia、IIa、IIIa、IVa。

2）低危险组：Ib、IIb。

3）危险组：IIIb、IVb。

4）高危险组：IIIc、IVc。

45～55 岁为乳腺癌发病率的高峰年龄段，各型的发病年龄有所不同。

①致密型：致密型属于最低危险组，癌发率不高，也没有明显的高峰年龄段，我们通过 1000 例乳腺癌病例统计，属于致密型只有 3%左右，而且发生于 20 岁至 65 岁共 45 个年龄组中，其中 Ia 主要发生在 20~55 岁。Ib 病例主要发生在 20～65 岁。

统计学分析无明显乳腺癌高发年龄段。致密型并非固定型，青春期以后，特别是哺乳以后的女性，乳腺逐渐退化，部分腺体和导管开始萎缩，脂肪逐渐占据实质的空间。这种取代过程使乳腺发生形态上的变化，由致密型（I 型）转变成混合型（IV 型）、最终亦可能转化成透亮型（II型）或索带型（III型）。但是，在一些高龄女性中，此型乳腺的变化比较缓慢。

②透亮型：透亮型是退化型，分布于 26～80 岁，癌发率占 5%左右，40 岁以上居多，但没有明显的高峰年龄段。此型分两个亚型，其中癌发病例主要分布在IIb 型内。

此型是由 I 型、IV 型转化（退化）而成。

③索带型：索带型是导管增生型，其中IIIb、IIIc 癌发率高。尤其IIIc 属癌发高危险组，癌发病例分布在 40～65 岁，50 岁左右是高峰年龄段，但各型又稍有差别。

IIIc 型癌发率最高。发病年龄段 35～60 岁，50 岁左右为癌发高峰年龄段。

IIIb 型癌发率较高。发病年龄在 45 岁以后，高峰年龄段在 55 岁左右。

IIIa 型癌发率低危险。仅占III型总癌发率的 5%左右。

索带型是由 I 型和 IV 型转化（退化）而成。此型各亚型转化过程是由IIIa 变成IIIb 或IIIc。

④混合型：混合型是由退化型和增生型两种混合类型组成。其中 IVa 是正常退化型，IVb 及 IVc 属增生型，也是乳腺癌高发型，尤其 IVc 是高危险组。该型癌发率在各年龄段都有分布。但比较集中分布在 35~50 岁，45 岁左右是该型的高峰年龄段。此型皆由 I 型退化而来。其中 IVa 是正常退化型。而 IVb 为病理型，但以上两型以腺体为主。IVc 型可见导管增生像，所以癌变率更大，但混合型若不在危险年龄段则癌发率低。因此，IVb 或 IVc 若在非危险年龄段转化为 IVa 或IIIa，则可以改变原来的高危险组而变成低危险组。

五、数字化乳腺摄影及其在微小乳腺癌的诊断运用

在伦琴发现 X 线之后 18 年，即 1913 年，德国外科医师 Salomon 首先获得世界上第一幅乳腺 X 线影像，这是乳腺 X 线摄影的最早尝试。再经过 56 年后，1969 年法国人 CharlesGros 首创适合软组织成像的钼靶乳腺 X 线摄影机。美国最早用乳腺 X 线检查进行乳腺癌普查，如 HIP（1963 年始，随访 20 年）、BCDDP（1973～1981 年）等。在 BCDDP 中，59%的非浸润性乳腺癌仅用乳腺 X 线摄影发现，单凭乳腺临床检查发现的非浸润性癌仅为 6%。Tabar 等报道 X 线摄影可在乳腺癌发展成为触诊阳性的肿块之前两年加以显示。因此，乳腺摄影已成为乳腺疾病的常规检查方法。随着时代的进步，乳腺 X 线摄影技术日臻成熟，尤其是 2000 年前后，逐渐出现从传统的模拟成像向数字化成像转变的趋势。目前，以使用碘化铯-非晶硅平板、非晶硒平板为代表的数字

化乳腺摄影机具有低曝光剂量、全视野成像、优化的像素尺寸、高抑制噪声能力和宽广的对比度动态范围等优良性能，又称为全视野数字化乳腺 X 线摄影（FFDM），可以获得优质的乳腺 X 线图像。近年来，乳腺癌发病率持续升高，早期发现乳腺癌，不但挽救患者生命，而且能够提高患者生存质量。数字化乳腺 X 线摄影在此方面发挥着重要作用。

（一）数字化乳腺摄影

1.数字化乳腺摄影设备的发展

数字化摄影最重要的部件是数据采集装置，即所谓的数据探测板。根据其探测范围和工作原理的不同有以下分类。

（1）小视野探测板：1995 年 Parker 等论述了电荷耦合器件（CCD）作为探测板的优点和缺点。其线对可以达到 10 线对/mm，可作为探测板快速成像。但是其面积较小，约 5cm×5cm，因此，常常只能在采用乳腺摄影引导穿刺乳腺时使用。其原理是，将 X 线信号通过影响增强器在荧光屏上转换成可见光信号，通过 CCD 作为探测器采集荧光影像，并转换成电信号，经模/数转换，计算机处理得到数字化图像。

（2）全视野探测板。

1）第一代全视野乳腺摄影：计算机 X 线摄影（CR）产生在 1980 年代，在 1994 年首次应用于乳腺检查。CR 采用一种具有特殊辉烬性荧光物质的影像板（IP 板）取代传统 X 线胶片接受 X 线照射，影像板感光后在荧光物质中形成潜影，将带有潜影的 IP 板插入读出器中用激光束扫描，再经光电转换最终得到数字化图像。CR 缺点是操作复杂，空间分辨力较差，获得优质乳腺图像常常需要增加 X 线照射剂量。因此，普通 CR 在乳腺摄影方面受到一定的限制。直到 2006 年，有厂家推出乳腺专用的双面读取技术 IP 板的乳腺专用 CR，X 线曝光量有所减少，且像素仅为 50mm，CR 才为其在乳腺摄影方面开拓了新的应用前景。乳腺专用 CR 的一个重要优点是对已经购有常规模拟式乳腺摄影机的医院可以利用既有设备使乳腺摄影数字化，而不需要立刻购买更为昂贵的全视野数字化乳腺摄影机。

2）第二代全视野乳腺摄影：目前所谓的全视野数字化乳腺 X 线摄影（FFDM）就是指第二代全视野乳腺摄影。即采用数字化大平板技术的乳腺摄影，包括嵌合的 CCD 和数字化 X 线摄影（DR）。使用特制的整块数字化平板取代传统 X 线胶片接受 X 线照射。不像 CR 那样需要将影像板取下到另外的设备上进行扫描获取图像，FFDM 不需拆卸平板就可在显示器屏幕上直接快速观察图像，也可激光打印胶片。

1995 年多个小块（可达 12 块）的 CCD 通过特殊工艺嵌合成 18cm×24cm 的 CCD 面世，但是其嵌合边缘的像素需要结合数学算法及计算机技术进行整合弥补。因此，在 2000 年真正意义上的平板技术——乳腺 DR 投入使用，首先是碘化铯-非晶硅平板，其后是非晶硒平板。DR 的成像物质采用电子成像板（平板）。电子成像板有大量微小的带有薄膜晶体管（TFT）的探测器。由于光与电的转换模式不同，又分为间接 DR 和直接 DR。间接 DR 使用碘化铯-非晶硅平板，X 线经过碘化铯闪烁屏转变成可见光，通过光电转换再被探测器接收。直接 DR 使用非晶硒平板，X 线经非晶硒直接释放电子被探测器接收。从物理学理论上说，直接 DR 板的空间分辨力应比间接 DR 板的要高，但是，由于前者的背景电子噪声比后者要高，前者受温度、电流等环境因素的影响较后者为大，所以，直接 DR 板的实际量子检出效率（DQE）并不比间接 DR 的高。

FFDM 动态范围宽，具有多种后处理功能，放射剂量低于常规的乳腺屏片系统（SFM）约 40%，其图像清晰，对于检测乳腺疾病的有效性已得到认同，甚至对年轻女性、致密乳腺、绝经前期和刚绝经的女性发现肿瘤 FFDM 更优于 SFM。

2.数字化乳腺摄影的要求

注意数字化成像的像素和空间分辨力；量子检出效率对于描述数字化图像是重要的依据；放射曝光剂量应降低；注意符合 DICON3 的要求，便于图像重建、传输及后处理；强调在后处理工作站上进行软阅读。

3.数字化乳腺摄影的优点

（1）数字化图像，层次和对比度均可调节，动态范围宽，与模拟图像比较，密度分辨力更优。

（2）根据需要，适时放大图像，显示细节清晰，测量病灶大小更便利、准确。

（3）可应用软件，进行计算机辅助诊断（CAD）。

（4）影像数字化传输、贮存。

（5）通常配合使用钼铑或钼钨双靶自动选择技术，适合检查不同厚度、密度的乳腺，对病员放射剂量较低而合理。

（6）出图较快，可更快速适时地对乳线微小病灶进行乳腺摄影引导下的二维或三维穿刺定位。

（二）微小乳腺癌的诊断运用

1.微小乳腺癌的定义

关于微小乳腺癌，文献上各家定义不同。Gallager 和 Martin 等认为所有的原位癌、非浸润性管内癌及不大于 5mm 的浸润性乳腺癌均属于微小癌，他们发现此类病例 93% 生存率在 20 年以上。Wanebo 等称所有不超过 10mm 的肿瘤，且无淋巴结受累而位于乳腺外周象限者为微小癌，与原位癌合并在一起，其 5 年生存率为 98%。Beljan 等将所有临床不超过 20mm，且无淋巴结转移的乳腺癌定位"早期癌"。Otto 和 Karhoff 将在标本上小于 20mm 的乳腺癌定义为微小乳腺癌，并报道 43% 小于 20mm 的微小乳腺癌临床不能扪及，其中，60% 小于 10mm 的病例和 30% 大于 10mm 的病例临床不能扪及。我们将 X 线所见小于 15mm 的乳腺癌及 15～25mm 直径范围的临床不能扪及肿块的以单纯钙化为表现的乳腺癌定义为微小乳腺癌。我们一组 158 例微小乳腺癌中，67.32% 的病例不能为临床扪及。

在概念上值得注意的是微小乳腺癌与早期乳腺癌和隐匿性乳腺癌不同。Suzuki 等指出，早期乳腺癌是指临床 TNM 分期中的 I 期或更早的病例，换言之，早期乳腺癌是指没有淋巴结肿大和没有转移，临床触诊病变不大于 2cm 直径的病例，无论肿瘤是浸润性还是非浸润性。微小乳腺癌仅指癌瘤较小，并不能表明其他部位有否转移。由于行乳腺 X 线摄影时尚不能确定全身其他部位有否肿瘤转移，故在首次 X 线诊断时只能使用微小乳腺癌这一提法而不是使用早期乳腺癌这一称谓。微小乳腺癌亦不能与隐匿性乳腺癌混为一谈。隐匿性乳腺癌是指临床不能扪及乳腺肿块，但首先表现为其他部位的转移症状和体征的乳腺癌，显然与微小乳腺癌有差异。

2.微小乳腺癌的 X 线征象

采用全乳数字化乳腺 X 线摄影机对微小乳腺癌的检出率非常高，通过仔细观察可以发现乳腺癌的直接与间接征象。

（1）X 线直接征象：微小钙化是微小乳腺癌最易察觉的征象，可以单独出现，也可以合并存在于其他征象。恶性钙化主要分为两种类型，边缘模糊的铸型钙化和不定形点状钙化，可以散在分布，也可以成簇分布。结合病理改变，铸型钙化首先发生在导管内，病变沿导管方向排列，可以范围较大而临床不能触及肿块；不定形点状钙化首先于终末导管小叶单位内，成簇分布。钙化几乎是小于 5mm 的微小乳腺癌的唯一征象。然而，随着病灶的增大，其他征象的比例增多。小结节影有一定轮廓，常有分叶，通常在内外斜位和头尾位两个方位上均可显示，边缘大多比较模糊。毛刺可合并出现在致密病变边缘部，向四周放射状伸出，此种具有致密星核，周围多数毛刺的病灶即为星状影，与结节影最大不同是其耀眼的毛刺。最易忽略及漏诊的征象表现为局部结构紊乱的致密片影，其边缘往往模糊不清，可合并钙化、毛刺影，本组发现此种征象多数病例体积较大。凡出现双乳不对称性改变均应仔细观察，如局部出现结构紊乱的致密片影应引起高度重视，伴有其他直接或间接征象则更有力证明乳腺癌可能。

（2）X 线间接征象：与临床能扪及的较大乳腺癌不同，微小乳腺癌间接 X 线征象出现较少，应与乳腺癌本身较小向周围浸润轻微有关。这些征象包括皮肤乳晕增厚，浅筋膜浅层局限增厚或帐篷征，癌周透明脂肪组织增生带。

3.微小乳腺癌的 X 线检查方法

常规拍摄方法：乳腺头尾位、内外斜位。乳腺压迫板压力为 12daN（120N）左右，应用自动参数选择（AOP）技术根据乳腺厚度、密度自动确定阳极靶面、滤波片、kV 和 mAs。发现微小病灶应加作采用 1mm 微焦点的点压放大摄影。使用医师工作站高分辨竖屏显示器观察图像。在工作站自动给出的标准数字化图像基础上，利用窗技术调整影像的亮度，使原本较暗的乳腺外周脂肪组织、皮肤及淡薄实质组织等亮度增加，以显示乳腺外周微小病变；调整影像的对比度，使原本较灰的乳腺实质对比增加，以显示细节，发现乳腺实质中的异常影像。利用工作站放大镜技术观察乳腺微细结构。

4.微小乳腺癌的显示技术

乳腺癌的征象显示除与病变大小相关以外，还与乳腺实质背景相关。在所有乳腺实质类型中均能很好显示的征象是钙化。以 Wolfe 分型为例，结节影在乳腺实质丰富的 DY、P_2 型乳腺中发现较少，而在乳腺实质稀疏甚至缺乏的 P_1、N_1 型乳腺中，乳腺癌能被发现较多的征象却是结节影。在乳腺实质丰富的 DY、P_2 型乳腺中，仔细分辨可以发现较多的结构紊乱致密片影和星状影等乳腺癌征象。显然，乳腺癌的显示技术非常重要。

规范的投照方位、适当的乳腺压迫、自动参数选择技术的运用，均可提高乳腺照片质量，有利于微小乳腺癌的发现。此外，在实际工作中，尤其应注重乳腺影像的软阅读和点压放大技术。

全视野数字化乳腺 X 线摄影机提供了两种影像阅读方式：常规胶片阅读和后处理工作站屏幕阅读，后者又称为软阅读。软阅读是全数字化乳腺成像的另一主要优势，它能充分体现该机的对比度动态范围宽的优点。调节图像的窗宽窗位，可以显示不同密度的生理性或病理性乳腺组织，做到动态的组织均衡，使乳腺实质的类型对征象的显示率的影响降到最低。同时，软阅读还可在屏幕上放大图像，显示病变细节。与 PACS 联网可以读取病员既往乳腺 X 线图像，进行对照分析，发现微小乳腺癌。软阅读改变了传统阅读时图像不能调节，乳腺组织结构黑白对比不能兼顾，不能放大，导致细微病变显示不清，甚至遗漏病变的情况，最大限度地满足了临床诊断的需求。

作为常规投照技术的补充，发现微小病灶应加作点压放大摄影。点压放大是使用微焦点、特殊的小的乳腺压迫板和放大台板，对常规图像所显示的可疑区域进行局部摄影并放大的技术。微焦点使得 X 线散射减少，局部压迫使兴趣区乳腺组织变薄更甚，充分而有效利用数字化图像的像素矩阵，使图像质量进一步提高，显示微小病变更加清晰，增加了微小乳腺癌的检出率。

5.不能扪及的微小乳腺癌或其他微小病变钩丝定位技术

乳腺 X 线检查发现的微小病变，通常面临两种选择：随访观察或手术切除。随访观察一般需要较长时间（6 个月或更长），如为恶性病变则不能除外在观察期间发生转移的可能，从而贻误最佳手术治疗时机。即使诊断为良性病变，医师也面临来自病员尽快要求定性或局部手术切除的压力。但是，若选择手术切除，常因病灶不能扪及，常规定位困难，致手术创面过大或漏切病灶。穿刺钻取活检术虽可以帮助定性，但是，穿刺活检后外科性肿瘤切除仍然需要。因此，在 X 线引导下采用钩丝定位技术对临床不能扪及的乳腺微小病变进行手术活检前或手术切除前定位很有必要。

对 X 线检查设备的要求：除常规乳腺压迫板外，并备二维穿刺引导专用的有孔乳腺压迫板或三维立体定位附件。

定位程序（以二维定位为例）。

（1）定位前准备：在常规的头尾位和内外斜位两个投照方位图像上确定乳腺内有临床不能扪及的病灶（如结节、钙化），且高度怀疑为恶性，临床欲作切除活检，或虽疑为良性，但临床欲作手术切除的病例。术前病员没有手术禁忌证。准备材料：乳腺定位钩丝、清洁的医用橡皮手套、酒精棉球或苯扎溴铵棉球、纱布敷料及医用胶布。

（2）定位步骤：对患侧乳腺首先拍摄头尾位和侧位，观察病变，确定穿刺进针方向和深度，以病灶距离皮肤最近选择穿刺点为原则。如病变位置在乳腺外上象限、内上象限，则采用头尾位从上向下进针；如在外下象限则采用从外内位（LM）自外向内进针；如在内下象限则采用内外位（ML）从内向外进针。对 X 线检查台、有孔压迫板消毒。病员取坐位，常规皮肤消毒，在选定的方位上用有孔压迫板压迫乳腺后摄影（注意压力不能太大，以能固定乳腺为原则，通常采用 6～10daN），确定穿刺点。注意应调节控制台有关程序，使拍摄后压迫板不要自动松开。

放射科医师戴消毒手套，垂直进针，进针深度根据穿刺前的测量初步确定：结合病变位置和乳腺厚度来确定，如病灶在厚度的 1/3 处，则穿刺进针深度则适当超过 1/3

乳腺厚度的尺寸，超过多少尚需要根据乳腺内脂肪和实质的多寡而灵活选择，脂肪成分多则穿刺针针尖超过略多，实质成分多则超过略少，这样松开压迫板后乳腺组织回弹，穿刺针可能恰在穿刺目标区。穿刺针预计到达目标区后，拍摄图像，观察针尖与病灶的位置关系，可作适当调整，确认针尖正对病灶后，松开压迫板。

小心翼翼地将乳腺连接穿刺针（注意穿刺针不能移动）退出投照区，换上常规压迫板，改为与刚才投照位置垂直的方位压迫乳腺、投照，核定穿刺针针尖的位置，使针尖在病灶内。（以上步骤可在带有三维立体定位系统的乳腺 X 线摄影机上进行，对病灶行左右分别倾角 15°的投照后自动计算进针深度后将穿刺针插入预定位置。）

将前述带有可弹开金属钩丝内芯的穿刺针穿刺至病灶，定位准确后释放钩丝，摄片确认。钩丝露出皮肤部分使用清洁敷料覆盖，并用胶布固定，避免钩丝移动。送外科行乳腺局部手术。

（3）定位后处理：应向外科手术医师描述定位深度、方位、便于后者确定最短捷的活检手术入路。外科所切除标本（连金属钩丝）在送病理科行快速切片组织学检查之前，常规行标本 X 线片，目的是观察外科是否切除图像所见病灶，可向手术医师提出相关建议。同时，向病理科医师提出标本病灶所在，便于准确切取组织显微镜观察，避免遗漏病变。

（4）钩丝定位成功与否的技术细节：①病例的选择，强调 X 线诊断基本功；②进针方位的确定；③进针深度的掌握；④导丝与穿刺针的分离；⑤穿刺后为外科医师测量；⑥手术标本的检测及为病理科医师的定位。

第五章　胸部疾病CT诊断

第一节　支气管疾病

一、慢性支气管炎

【病因、病理和临床表现】

慢性支气管炎常继发于急性支气管炎后，多见于老年或有慢性肺部疾病的患者。病理为支气管黏膜下和周围大量炎性细胞浸润，黏膜充血水肿；支气管黏液腺增生、肥大，间质纤维化等。常伴感染、支气管扩张、肺炎、肺气肿、肺大疱及肺源性心脏病等。

【诊断要点】

支气管壁增厚，可见"轨道征"。两肺斑片状、片状影，以下肺多见。胸段气管可呈"刀鞘样"，矢状径增大，冠状径减少。可伴肺气肿、肺大疱、肺源性心脏改变。

【鉴别诊断】

1.支气管扩张症伴感染

高分辨CT扫描可见支气管呈囊状、柱状扩张，以此同慢性支气管炎的支气管鉴别。

2.肺间质纤维化

部分慢性支气管炎表现为肺纹理紊乱呈网状，以肺野外周明显，同肺间质纤维化鉴别较困难，但肺间质纤维化胸膜下可见蜂窝状，肺野周围毛玻璃影，肺间质内常见多发小结节影。

【特别提示】

慢性支气管炎临床病史非常重要，CT 检查难以做出肯定诊断，主要用于排除其他疾病诊断。临床随访多采用 X 线胸片检查。

二、支气管扩张症

【病因、病理和临床表现】

支气管扩张症简称支扩，为慢性支气管病变，多见于青壮年。常见病因为支气管感染和阻塞，外压或牵引等，先天性病因少见。病理为支气管肌层的结缔组织破坏，长期剧烈咳嗽和呼吸运动，使支气管内压增高所致。常见症状为咳嗽，咳大量脓痰、咯血等。

【诊断要点】

1.柱状支气管扩张

扩张的支气管呈管状、环形及椭圆形阴影，与相应肺动脉伴行。支气管径较肺动脉内径大，管壁增厚，环形的支气管断面与附近结节状血管断面构成"印戒征"，伴有支气管黏液栓时，呈结节状或柱状影。

2.囊状支气管扩张

多个大小不一，分散或集聚的囊腔，腔的外壁光滑，其内有时可见液平面。

【鉴别诊断】

1.先天性多发性肺囊肿

同囊状支气管扩张症鉴别，肺囊肿多为薄壁环形透亮影，大小不一。

2.肺炎消散期

无支气管扩张改变，一般可以区别。

3.慢性支气管炎继发感染

需根据病史鉴别。

【特别提示】

支气管扩张症伴有大量咯血时，CT 表现为大片出血灶、支气管扩张可被遮盖，需治疗，待出血吸收后，才能明确诊断。高分辨薄层 CT 扫描对支气管扩张显示最佳。

三、支气管肿瘤

【病因、病理和临床表现】

腺瘤可发生在气管、支气管或肺内，50 岁以下女性多见，低度恶性肿瘤。组织学分为类癌型、黏液表皮型、腺样囊性腺瘤，其中 90% 为类癌。发生在肺内的周围型腺瘤多无症状，发生在气管、支气管的腺瘤可伴有发热、咳嗽、咳痰、咯血等症状。

【诊断要点】

主支气管内的腺瘤表现为管腔内软组织肿块伴管腔狭窄。支气管内腺瘤表现为肿块或管壁增厚、管腔狭窄、阻塞性肺炎或肺不张。肺内周围型腺瘤表现为肺野内孤立性结节病灶，密度均匀，边缘光整，可有分叶。

【鉴别诊断】

（1）中央型和周围型肺癌肺癌肿块密度不均，边界不规则，多伴有淋巴结肿大，进展迅速，据此同腺瘤鉴别。

（2）结核球多位于上叶后段或下叶背段，边缘清楚规则，多有钙化，结核球周常伴有纤维条索灶。

【特别提示】

腺瘤生长缓慢，病史较长，随访数年常无明显增大。肿块腔内生长时，X 线平片可发现。CT 可准确的判断管壁是否增厚，周围有无浸润等情况。但 CT 对沿黏膜下生长的不形成团块的肿瘤难以发现。行纤维支气管镜检查时易出血而难以得到明确诊断。诊断主要依靠术后病理。

第二节　肺部炎性病变

一、肺炎

肺炎为一类常见病，按病因学可分为感染性、理化性、变态反应性，以感染性最为常见。按解剖部位分为大叶性、小叶性、间质性。

（一）大叶性肺炎

【病因病理和临床表现】

大叶性肺炎以秋冬季节多见，常见于青壮年。致病菌主要为肺炎双球菌，炎症累及整个肺叶或肺段。临床表现为突然发病、畏寒发热、胸痛、咳嗽、咳痰，白细胞和中性粒细胞有明显升高等。

【诊断要点】

充血期为边缘不清的云雾状阴影，边缘模糊；实变期表现为大片状密度增高影，部分病变内有充气支气管征；消散期表现为散在的大小不一的斑片状阴影。

【鉴别诊断】

1.肺结核

引起的肺不张，CT扫描可见肺叶缩小，而肺炎则见肺叶边缘膨大。

2.干酪型肺结核

高密度内多见虫蚀样低密度影，多见于上肺，其他肺叶内可见播散灶，以此同大叶性肺炎鉴别。

3.肺癌

中央型可见阻塞性肺炎，纵隔窗可见支气管狭窄，肿块影。

【特别提示】

影像学检查对肺炎的发现、确定部位、动态变化及鉴别诊断很有帮助。胸部正侧位X线片为首选。CT检查的目的在于鉴别诊断。

（二）小叶性肺炎

【病因病理和临床表现】

小叶性肺炎即为支气管肺炎，常见于婴幼儿和年老体弱者。致病菌主要为肺炎链球菌、金黄色葡萄球菌，常可为麻疹、百日咳、流感的并发症。病变以小叶支气管为中心，在支气管和肺泡内产生炎性渗出。临床表现为畏寒、发热、胸痛、咳嗽、咳痰、呼吸困难等。

【诊断要点】

病变多见于两中下肺中内带，沿肺纹理分布的斑片、小斑片状影，边缘较模糊。病灶可融合成团片状，常伴有局限性肺气肿，肺不张。

【鉴别诊断】

1.肺结核

浸润型肺结核多见于上叶，病变新旧不一，可见纤维条索灶。

2.支气管扩张症伴感染肺

内见多发囊状、柱状扩张影，边缘伴有片状影。

【特别提示】

细菌、病毒和真菌等均可引起小叶性肺炎，影像检查不能判断病变的病原性质。CT 发现小病灶的能力明显优于 X 线平片。

（三）间质性肺炎

【病因病理和临床表现】

细菌和病毒均可以引起间质性肺炎。小儿较成年人多见，多继发于麻疹、百日咳、流行性感冒等急性传染病。在病理上为细小支气管壁与周围肺泡壁的浆液渗出及炎性细胞浸润，进一步发生充血、肺气肿或肺不张。临床上有发热、咳嗽、气急及发绀，临床症状明显，而体征不明显。

【诊断要点】

肺纹理增多、边缘模糊，以两下肺明显，可以有网格状及小点状影，多分布于两肺下叶及肺门周围。另外可见肺气肿，两肺透亮度增高。

【鉴别诊断】

与其他原因引起的肺间质病变鉴别，如胶原病、肺尘埃沉着病、细支气管炎等。比较困难，需注意结合临床病史。

【特别提示】

临床症状明显，但影像学表现相对轻微，两者相互分离，需要注意鉴别。CT发现小病灶及肺气肿的能力优于X线平片。

（四）炎性假瘤

【病因病理和临床表现】

炎性假瘤多见于成年人，为慢性炎性增生而形成，常有多种细胞成分。病理可分为成纤维细胞（纤维母细胞）型，组织细胞型，浆细胞型，淋巴细胞型炎性假瘤。临床症状轻微或无症状，可表现为低热、咳嗽、胸痛及痰中带血等。

【诊断要点】

肺内单发结节状病灶多见，密度较均匀、光整、边缘清楚，可有分叶；增强检查病灶强化程度取决于瘤体内的血管成分。

有时伴有不规则的索条或毛刺影，有时结节中央可形成空洞或支气管充气征，钙化少见，病灶位于胸膜附近可见胸膜增厚。

【鉴别诊断】

1.结核球

多位于上叶后段或下叶背段，边缘清楚规则，多有钙化，结核球周常伴有纤维条索灶。

2.肺癌

根据肿块的边缘、分叶、毛刺、胸膜改变、淋巴结情况鉴别，鉴别困难时，密切结合临床、随访。

【特别提示】

炎性假瘤影像无特征性，诊断应采用除外性诊断与影像和临床相结合的方法。与肺癌鉴别有时非常困难，应认真对各种CT征象进行分析，动态增强扫描曲线有较大意义。一般应行短期CT随访，必要时应及时手术治疗。

二、传染性非典型肺炎

【病因病理和临床表现】

传染性非典型肺炎是一种来势凶猛的急性传染病，世界卫生组织（WHO）称为"重症急性呼吸综合征"（SARS）。本病病原体为一种新型的冠状病毒，主要通过近距离空气飞沫和密切接触传播。病理可见病变早期以肺间质浸润为主，进展后肺实质出现实变。临床表现主要有发热、咳嗽、胸痛、头痛、腹泻、白细胞下降等。

【诊断要点】

双肺单发或多发片状或斑片状阴影，病灶以中下肺野多见，可为磨玻璃样或实变，边缘模糊，内可见血管影和支气管充气征。病变进展迅速，后期常伴肺间质纤维化。

【鉴别诊断】

主要与细菌或其他病毒性肺炎鉴别。鉴别困难，主要依靠临床资料。

【特别提示】

诊断主要依靠病史或实验室检查。SARS 的治疗一定要及时进行胸部 X 线的随访，并认真严格做好医护人员的防护，采取各种措施隔离患者，尽量减少传染给其他患者和医护人员的可能性。

三、肺脓肿

【病因病理和临床表现】

引起肺脓肿的细菌主要有肺炎球菌、葡萄球菌、链球菌、大肠埃希菌等。多为支气管源性感染，少数继发于肺部病变如支气管扩张症、肺癌等。化脓性细菌引起肺实质炎变、坏死和液化，液化物质由支气管排出，形成空洞。急性肺脓肿有寒战、高热，咳嗽、咳痰，胸痛，白细胞和中性粒细胞增高。慢性肺脓肿常有咳嗽、咳脓痰和血痰，不规则发热、贫血、消瘦等。

【诊断要点】

1.急性肺脓肿

早期见大片状高密度实变阴影，边缘模糊。实质阴影内有多个低密度灶，增强有助于发现肺炎内环形强化的脓肿。后期再融合成厚壁空洞，内壁可凹凸不平，常伴气。液平面，并可伴局部胸膜增厚和少量胸腔积液。

2.慢性肺脓肿

空洞壁较厚，有时可多房，内外壁清楚，可伴液平面，周围肺野可有慢性炎症和纤维索条、支气管扩张等。

3.血行性肺脓肿

多见于婴幼儿和老年患者，为两肺大小不一的多发片状、结节状阴影，边缘模糊，结节内可见有空洞和液平面，或形成肺气囊，病灶变化快。

【鉴别诊断】

（1）早期与细菌性肺炎鉴别，空洞未形成期鉴别困难。

（2）空洞形成后与结核空洞、癌性空洞、肺囊肿等鉴别。肺脓肿空洞多为中央性；结核空洞多为偏心、厚壁空洞，周围有卫星灶；癌性空洞偏心，厚壁，有其他继发改变；肺囊肿壁薄，环形透亮影。

【特别提示】

肺脓肿抗感染治疗后 2 周应复查，以观察病灶有无吸收，尤其是与肺癌进行鉴别。血行性肺脓肿病灶演变迅速，可以一日数变，常可见有的病灶吸收，同时出现新的病灶。CT 和 MRI 均有助于病灶形态、内部结构与周围组织器官的二维立体的观察，临床常选择 CT 作为主要检查方法。

四、肺结核

【病因病理和临床表现】

肺结核由结核杆菌所致。基本病理改变为渗出性病变，增殖性病变和干酪样坏死。原发性肺结核常见于婴幼儿和儿童，继发性肺结核多见于成年人。肺结核临床上分为 4 型：原发性肺结核、血行播散型肺结核、继发性肺结核、结核性胸膜炎。临床表现常见为低热、盗汗、消瘦、乏力、咳嗽咯血等。

【诊断要点】

（1）渗出性病变，为肺小叶或腺泡实变。病灶常为多发结节灶，可融合成片状，边缘模糊。病灶多见于上叶的尖、后段和下叶背段。

（2）结核增殖性肉芽肿形成时，周围渗出逐渐吸收，病灶密度增高，边缘清楚。

（3）干酪性肺炎为大片状或全肺叶受累，密度不均，中央有液化、坏死的低密度区。

（4）结核球直径>20mm，呈圆形或类圆形，病灶内可见空洞或钙化，周边密度较高，边缘清楚。

（5）结核空洞可为单发或多发，空洞形态多样，空洞壁一般较厚，内壁可不规则，可伴液平面。

（6）结核钙化多见于病灶的中央或边缘，呈条状、结节状或片状。

（7）肺结核，尤其是原发性肺结核，可引起肺门或纵隔淋巴结肿大，增强后淋巴结可轻度强化或环形强化。

【鉴别诊断】

结核早期渗出时主要与肺炎鉴别；干酪性肺炎。

【特别提示】

渗出性病灶在抗结核治疗后吸收快，常在1～2个月基本吸收，增殖性病灶吸收慢。薄层或高分辨CT能提供病灶更多的影像学信息，从而提高CT对结核的诊断能力。

五、肺真菌感染

肺真菌感染最常见的为肺曲菌病。

【病因病理和临床表现】

肺曲菌病主要是因吸入曲霉菌孢子而发病。少数因消化道或上呼吸道曲霉菌感染经血行播散至肺部。该菌在呼吸系统最常见引起腐生型病变，即曲霉菌球。它寄生在肺原有如结核性空洞、肺癌空洞、慢性肺脓肿、肺囊肿、肺大疱及支气管扩张等病变所致的空洞或空腔内，曲霉菌的菌丝形成游离状态的曲菌球。该病本身不引起临床症状，有时可以引起咯血。

【诊断要点】

典型的腐生型曲菌病表现为肺空洞或空腔性病变内球形内容物，空洞（或空腔）壁与内容物之间可见新月形或环形透亮影。改变体位扫描时，球形内容物位置可以发生变化。球形内容物一般较光滑、密度均匀，亦可以有钙化。

【鉴别诊断】

根据典型的影像学表现，本病诊断不难。但需要与类似病变如肺结核空洞、肺癌空洞及肺脓肿等鉴别，根据各自的空洞特点进行区别。

【特别提示】

曲霉菌球难以识别时，应改变体位扫描，可以看到该球随体位改变而变动。

第三节 肺部肿瘤

一、良性肿瘤

错构瘤

【病因病理和临床表现】

错构瘤是肺最常见的良性肿瘤，在孤立性结节中占 6%。是胚叶发育异常所致的良性肿瘤。错构瘤又称为肺纤维软骨脂肪瘤，过去认为是先天性瘤样畸形，目前认为是真性的间叶性良性肿瘤，称为肺纤维软骨脂肪瘤更贴切，以 40～60 岁多见。病理是肿瘤组织在间质中生长，主要成分是呈岛状生长的软骨，其间含有纤维组织、脂肪组织等，分为外周型和支气管腔内型。一般无临床症状，多为体检时发现。

【诊断要点】

（1）外周型表现为肺内单发结节，呈圆形或椭圆形，肿瘤直径常<3cm，肿块内密度均匀或不均匀，可含有脂肪或钙化，典型者呈爆米花样钙化。肿瘤边缘清楚，可有浅分叶。

（2）支气管腔内型十分少见，表现为气管腔内软组织肿块，边缘光滑，伴有阻塞性肺改变。

【鉴别诊断】

周围型肺癌，典型表现容易鉴别，周围型肺癌边界不规则，分叶，有胸膜改变，动态增强扫描有助于鉴别诊断。

【特别提示】

大部分肿瘤内脂肪成分少，常规扫描因部分容积效应不能检出脂肪。HRCT 因分辨率高，扫描薄，对诊断有很大帮助。

二、恶性肿瘤

（一）肺癌

【病因病理和临床表现】

肺癌以 40～70 岁的男性多见。根据肺癌的生长部位分为中央型和周围型肺癌。病理组织学分为：鳞癌、腺癌、未分化癌。未分化癌又分为大细胞癌和小细胞癌。肺癌转移方式有 4 种：淋巴转移、血行转移、直接侵犯、气道转移。临床表现主要有咳嗽、痰中带血、胸闷气急、发热、消瘦等。

【诊断要点】

1.早期肺癌

中央型肺癌局限于支气管管壁内，无外侵，无淋巴结或脏器转移；周围型肺癌病灶最大直径<2cm，无淋巴结或脏器转移。

2.中央型肺癌

肿瘤发生在主支气管及叶支气管。CT 表现为支气管壁增厚，支气管腔不规则狭窄或闭塞。肺门部肿块，肿块可有毛刺、分叶。肺门和纵隔淋巴结常有肿大，同时可伴有阻塞性肺气肿、阻塞性肺炎、阻塞性肺不张，CT 增强扫描有助于显示肺门肿块与阻塞性肺炎、阻塞性肺不张的区分，同时对纵隔内淋巴结显示非常敏感。

3.周围型肺癌

肿瘤发生在肺段及肺段以下支气管。CT 表现为球形病灶,肿块内部密度多不均匀,可见多种 CT 征象,主要有胸膜凹陷征、空泡征、支气管充气征、狭窄或阻塞、肿块钙化、空洞形成、肿瘤边缘可见分叶、脐凹、棘状突起和毛刺、血管集束征等现象。

4.细支气管肺泡癌

细支气管肺泡癌是腺癌的一种特殊类型,沿肺泡壁匍匐生长,病因可能与肺结核,肺部感染,以及各种原因引起的肺纤维化有关,诱使细胞增生,恶变,即所谓"瘢痕癌"。

细支气管肺泡癌主要分 3 型:结节型、节段型、弥漫型,以前者最为多见。结节型一般直径<3cm,可多年无变化,生长较慢。CT 上呈斑片状致密影,内有小空泡征和支气管充气征,其周围可有蜂窝状或磨玻璃样改变,瘤周可见长而硬毛刺或胸膜凹陷征;节段型表现为一段或肺叶部分实变,但常不受叶间裂限制,可同时侵犯双肺。其内有蜂窝状改变,密度较低,CT 增强扫描可见内部走行正常的支气管血管束;弥漫型也可以由上述两者发展而来,呈两肺弥漫性分布的结节,大小相仿,密度较高,边缘清楚但不锐利,有时可以融合成片。

【鉴别诊断】

中央型肺癌主要与支气管内膜结核、支气管腺瘤鉴别;周围型肺癌主要与结核球、炎性假瘤、球形肺炎、肺良性肿瘤等鉴别;细支气管肺泡癌需要与肺炎、局限性实变、球形肺炎及炎性假瘤、血行播散型肺结核等鉴别。

【特别提示】

肺内小结节,片状病灶,在数月或数年的随访观察中,如果出现病灶边缘不规则或增大,密度增高等变化时,要考虑肺癌可能,及时进行肺穿刺或纤维支气管镜等组织病理学检查。

肺癌治疗主要为手术、放疗、化疗三大类,手术后并发症以及肺组织切除后改变以 CT 检查显示最佳。应在手术后恢复期做一次胸部 CT 检查作为常规基础,以观察术后肿瘤有无复发对照。化疗或放疗后胸部 CT 检查尤为重要,观察病灶大小变化以及有无淋巴结转移和纵隔侵犯，为临床提供可靠的资料。CT局部动态增强扫描对病灶的血供进行分析，对病灶的诊断有较大帮助。

（二）肺转移性肿瘤

【病因病理和临床表现】

肺转移的途径主要为血行性和淋巴性转移，少见的有支气管内转移和直接浸润。血行转移多见于胃癌、乳腺癌、肺癌、肝癌、胰腺癌、肾癌等；淋巴转移多见于胃癌、乳腺癌等。临床表现为咳嗽、咳痰、咯血、胸痛等，也可有气急、哮喘等。

【诊断要点】

1.血行转移

最常见表现为肺外带或胸膜下多发大小不等的结节，以两肺下叶多见。单发结节可分布于肺的任何部位，但以中下肺野多见。

2.淋巴转移常表现

为肺内支气管血管束结节状增厚，小叶间隔增厚，边缘毛糙，呈线状、串珠状或网状结节状影，常伴肺门淋巴结肿大。

3.血行转移和淋巴转移混合

CT表现为两肺野内病灶呈大小不一的结节，大至肿块，小如粟粒，伴有网状索条状、斑片状影，以及肺门和纵隔淋巴结肿大。

【鉴别诊断】

孤立性转移同肺癌、肺良性肿瘤或肿瘤样病变鉴别，主要依靠病史和短期复查。多发转移主要同粟粒型肺结核、多发肺脓肿、肺结缔组织病等鉴别。

【特别提示】

肺内转移瘤大小、数量变化较快，有的半个月就有动态变化，应及时CT随访。高分辨率CT显示淋巴转移较常规CT好。

第四节　纵隔肿瘤

纵隔肿块需做增强扫描检查，肿块的部位、形态、密度、周围压迫等情况对定性诊断非常重要。前纵隔自上而下可为胸内甲状腺、胸腺瘤、畸胎类肿瘤、心包囊肿、脂肪瘤等，以胸腺瘤最为常见；中纵隔可见淋巴结肿大、淋巴瘤，转移、支气管囊肿等；后纵隔多见神经源性肿瘤。

一、胸内甲状腺肿

【病因病理和临床表现】

胸内甲状腺肿肿块大多起源于甲状腺下极或峡部，向下生长进入上纵隔。少见的有异位发育甲状腺组织在纵隔内发展而形成异位胸内甲状腺。病理多为结节性甲状腺肿，囊变或钙化较多见。临床常无症状，部分患者有压迫所致的胸闷、胸痛、咳嗽、吞咽不适、声音嘶哑等症状。

【诊断要点】

肿块一般位于前上纵隔的气管一侧或前方，少数位于气管后方。肿块内常有囊变、出血、钙化，表现为密度不均。肿块可压迫气管和血管。

甲状腺组织内含碘，密度较高，应做颈部和胸部连续扫描跟踪显示肿物与甲状腺相连关系，CT 冠状面重建显示最佳。

【鉴别诊断】

应与胸腺瘤、畸胎瘤相鉴别，两者多见于前纵隔中部，特别是心脏大血管交界区之前。而胸内甲状腺肿位于前纵隔至胸腔入口区，同甲状腺相连，气管受压移位和变形。

【特别提示】

对于较大的胸内甲状腺肿，X 线平片能发现。CT 能清楚地显示胸廓入口出轴位解剖关系，容易发现较小的肿块、细小的钙化和囊性变，对肿块同甲状腺的关系判断更准确。CT 诊断困难时可选择 MRI，它能显示病变组织特性，有利于鉴别诊断。核素扫描可见胸内甲状腺肿有浓聚现象，诊断价值较高。

二、胸腺瘤

【病因病理和临床表现】

胸腺瘤是前纵隔最常见的肿瘤，多见于成年人。病理上可分为上皮细胞型、淋巴细胞型、混合细胞型。

临床上根据病理学表现和生物学行为分为良性胸腺瘤和侵袭性胸腺瘤、胸腺癌（罕见）。胸腺瘤多无临床症状，约 1/3 患者临床症状为重症肌无力，胸痛、胸闷、咳嗽等，15%重症肌无力患者伴有胸腺瘤。

【诊断要点】

良性胸腺瘤表现为前纵隔内圆形、类圆形肿块，大小不一，通常密度均匀，部分可有囊变，边缘光整，可有分叶。增强后实质部分均匀强化。

侵袭性胸腺瘤表现为边缘不清的肿块，增强后强化明显，密度不均，常侵犯纵隔胸膜、心包，大血管、气管，可沿胸膜种植，可伴胸腔积液。

【鉴别诊断】

（1）胸腺增生多见于儿童，密度均匀。

（2）畸胎瘤发生部位较胸腺瘤偏低，边界清楚，密度不均匀，囊性变为水样密度，内见脂肪、骨化、钙化为其典型特征，发病年龄较胸腺瘤轻。

（3）淋巴瘤可见多发淋巴结肿大，可融合，常两侧生长，伴有肺门淋巴结肿大。

【特别提示】

常规 X 线胸正侧位片一般能明确诊断。CT 对于病灶的发现、大小形态、局部浸润及并发症的诊断具有很高的价值。螺旋 CT 三维重建对肿瘤的显示更有效。CT 检查周围结构明显侵犯或手术时如发现肿瘤侵犯到邻近结构即可定为侵袭性胸腺瘤。

三、生殖细胞瘤

【病因病理和临床表现】

生殖细胞瘤也是前纵隔内最常见的占位病变。是胚胎发育时遗留的原始生殖细胞发展而形成，生殖细胞瘤含有多种细胞成分，最常见的是皮样囊肿与畸胎瘤，皮样囊肿只有外胚层组织，畸胎瘤包含内、中、外三个胚层组织成分。肿瘤进展缓慢，常无临床表现，好发年龄为 20～40 岁，80%～90% 为良性，可恶变。当肿瘤较大或继发感染时，常见的临床症状有胸痛、胸闷、咳嗽、气促、发热等。

【诊断要点】

皮样囊肿和畸胎瘤好发于前纵隔，CT 表现相似。良性者包膜完整，皮样囊肿为厚壁囊肿，增强后可见环状强化。实性者肿块多不均匀，内可见脂肪和钙化是良性畸胎瘤的特点，30%～60% 病灶出现钙化，50%～60% 病灶有脂肪组织，如见到囊内液体密度不一，出现脂肪液平面时更具特征性。

恶性畸胎瘤边缘不清。外形不规则，伴有出血、坏死，脂肪或钙化少见，并侵犯邻近组织器官。增强后强化不均。

【鉴别诊断】

需同胸腺瘤、淋巴瘤相鉴别，鉴别特点同前。

【特别提示】

良恶性生殖细胞瘤不能完全根据肿瘤形态和边缘，以及脂肪和钙化来鉴别，肿瘤短期内明显增大时恶变可能性较大，但囊性肿瘤感染或出血时可在短期内迅速增大。CT 可更好地观察肿瘤的轮廓和内部结构，清楚地显示脂肪密度和钙化，并能准确反映肿块与邻近结构的关系。

四、淋巴瘤

【病因病理和临床表现】

淋巴瘤是淋巴组织产生的恶性肿瘤，也是纵隔内最常见的恶性肿瘤。病理上分为霍奇金病（HD）和非霍奇金淋巴瘤（NHL），病变多与颈部及全身淋巴结肿大同时发病，也可为纵隔淋巴结首先肿大。临床症状主要有发热，全身浅表淋巴结肿大。肿大淋巴结压迫气管造成呼吸困难，累及上腔静脉者出现上腔静脉阻塞综合征。

【诊断要点】

淋巴瘤多见于纵隔，表现为单发或多数淋巴结肿大，主要为两侧气管旁、血管前、肺门淋巴结受累。肿大淋巴结可融合成巨大团块，形态不规则，密度均匀或不均匀，可压迫气管或大血管，增强后病灶轻中度强化。

纵隔淋巴瘤可经淋巴管、血行或直接蔓延到肺部，表现为形态多样的肺内浸润灶。可侵犯胸膜和心包造成胸腔、心包积液。

【鉴别诊断】

1.纵隔淋巴结结核

增强扫描显示淋巴结密度不均，外周增强，内部可见一个或数个低密度区，肺内多伴有结核灶，淋巴结内密度均匀时同淋巴瘤鉴别困难。

2.转移瘤

肺内多有转移灶，有明确原发病史；胸腺瘤，单侧病变，多无肺门或其他部位淋巴结肿大。

【特别提示】

淋巴瘤对放射治疗非常敏感。当纵隔淋巴瘤与其他病变鉴别困难时可做试验性放疗协助诊断。另外，CT检查对纵隔和肺门淋巴结增大较敏感。对淋巴瘤的分期、放疗定位（设置准确照射野）尤为重要。

五、支气管囊肿

【病因病理和临床表现】

支气管囊肿为先天性病变，多见于儿童和青年。是支气管发育过程中，在胚胎26~40d，索状实性未演变成中空管状，即形成囊肿。囊壁为支气管上皮、软骨及平滑肌，囊内含黏液。肿块较小时无临床症状，较大肿块压迫可有呼吸困难、哮喘、咳嗽等症状。

【诊断要点】

支气管囊肿多见于气管及支气管周围，尤其是隆嵴水平，右侧较多。囊肿多呈圆形或卵圆形，边缘光整，密度均匀，为水样密度，增强后不强化。

当继发感染时，边缘模糊，囊内密度增高。囊肿出血时，密度可高于软组织。

【鉴别诊断】

1.食管囊肿

表现为后纵隔囊性肿物，蛋白含量高，故 CT 值较支气管囊肿高。

2.淋巴管囊肿

表现为上腔静脉后或气管旁边缘光滑肿物，同支气管囊肿鉴别困难，若有颈部肿块可推断为淋巴管囊肿。

【特别提示】

CT 检查有助于囊性病变诊断，并可明确定位，诊断困难时选用 MRI；MRI 对支气管囊肿非常敏感，可显示囊内成分，对诊断有重要意义。

六、神经源性肿瘤

【病因病理和临床表现】

神经源性肿瘤是发生于后纵隔的最常见肿瘤。按肿瘤的起源分成 3 类：①起源于外周神经的神经鞘瘤和神经纤维瘤；②起源于交感神经节的神经细胞瘤、神经节母细胞瘤、神经母细胞瘤；③起源于副神经节的副神经节瘤、化学感受器瘤。以神经纤维瘤最常见。大多数患者无症状，部分可有相应的胸背痛、肋间神经痛、咳嗽等。

【诊断要点】

脊椎旁沟内肿块，多为圆形、椭圆形，部分可见浅分叶，有包膜，边缘光整清楚。肿瘤一般密度均匀，如肿瘤发生坏死、液化或钙化时，密度可不均匀。

肿瘤相邻的椎间孔受压扩大，伸入椎管内形成"哑铃状"肿块，为神经源性肿瘤特征性改变。神经鞘瘤增强明显，肿瘤中心囊变为低密度。神经纤维瘤与神经节细胞瘤呈轻度增强。

【鉴别诊断】

1.食管癌

食管癌和局部淋巴结肿大形成的纵隔肿块时，食管壁环形增厚，其上方食管扩张。食管钡剂检查可见黏膜破坏，管壁僵硬。

2.主动脉瘤

CT 增强血管内 CT 值明显升高可资鉴别。

3.脊椎病变

感染性脊柱炎、脊椎原发性或转移性肿瘤，以骨质改变为主、有各自不同的骨质破坏或增生，软组织改变相对较轻。

【特别提示】

MRI 可更直观多方位观察神经源性肿瘤的形态与周围组织、器官的关系。特别是椎管内外哑铃状肿块，以及肿瘤对脊髓有无压迫情况。

第五节　胸膜病变

一、气胸或液气胸

【病因病理和临床表现】

气胸，造成气胸的原因很多，主要是创伤性和自发性。由于壁胸膜或脏胸膜破裂后，空气进入胸膜腔而成。液气胸常见原因为胸部手术、外伤、支气管胸膜瘘等，胸膜腔内同时有积液和积气。临床表现可有胸闷、胸痛、气短、咳嗽等。

【诊断要点】

CT 可显示极少量的气胸，被压缩肺组织的脏胸膜是诊断气胸的可靠征象。严重气胸时，肺组织被压缩向肺门方向萎缩呈团块状，纵隔向健侧移位。液气胸 CT 表现为液平面，液平面上为气体，内有压缩萎缩的肺组织，如有胸膜粘连可见多房性液气胸。

【鉴别诊断】

一般多能明确诊断。

【特别提示】

区分一般性气胸或局限性气胸、多房性气胸或液气胸，并在治疗后及时随访，以观察疗效。

二、胸腔积液

【病因病理和临床表现】

胸腔积液常见的原因有结核、炎症、肿瘤、外伤、心源性、肾衰竭等。结核、炎症多为浆液性渗出，也可为脓液；心脏或肾所致的积液为漏出液；外伤与肿瘤所致的常为血性胸腔积液。临床症状多为胸闷、气促等。

【诊断要点】

（1）少量胸腔积液 CT 即非常敏感，液体位于胸腔最低的后外肋膈角处，表现为与胸膜平行的弧形水样密度带。

（2）中等量积液呈新月形水样密度区，内缘呈弧线形凹陷与肺组织界面清晰，局部肺组织轻度受压。

（3）大量胸腔积液时大部或一侧胸腔呈均匀一致的密度较高影，肺组织被压缩向肺门处，纵隔向对侧移位。

（4）叶间积液为边缘光整的高密度影，呈梭形或类圆形，与叶间裂走向一致，两端的叶间胸膜常有增厚。

（5）包裹性积液显示为水样密度肿块，底部较宽贴于胸壁，伴周围胸膜粘连。

（6）脓胸多呈梭形或半月形改变，边缘较清楚，基底较宽与胸壁呈钝角，附近大量胸膜增厚。增强后脏胸膜、壁胸膜强化明显。

【鉴别诊断】

（1）叶间积液主要与肺部肿瘤鉴别，叶间积液为相应叶间裂位置上的水样密度影，而肺肿瘤位置不定，实质密度，多不均匀，有强化。

（2）包裹性积液有时要与肺脓肿、支气管胸膜瘘鉴别，包裹性积液多为贴近于胸壁的均匀密度影，肺脓肿密度高，边缘模糊，可见空洞。支气管胸膜瘘多继发感染，边缘模糊，薄层扫描可见原发病变及瘘口。

【特别提示】

胸腔抽液区别性质非常重要，抽液后常需及时随访，以观察有无气胸，恶性胸腔积液抽液后生成速度快。X线胸片和超声检查对诊断价值大，CT作为补充检查方法。

三、胸膜增厚与粘连

【病因病理和临床表现】

胸膜增厚与粘连常见原因为结核、炎症、转移性肿瘤、石棉沉着病等。病理为纤维蛋白沉着或肉芽组织增生。临床表现可有胸闷、胸痛等。

【诊断要点】

胸膜增厚为紧贴胸壁的条带状影，有时呈条索状、线状粘连，可伴有钙化，严重者胸壁塌陷，患侧胸腔体积可缩小，纵隔向患侧移位。

【鉴别诊断】

主要是良性与恶性胸膜增厚的区别，环状胸膜增厚、胸膜结节和结节明显强化、壁胸膜增厚>10mm，纵隔胸膜增厚等征象提示恶性，增强扫描中增厚胸膜的强化更有利于发现胸膜结节。胸膜钙化、线状粘连、均匀性胸膜增厚常提示良性病变。

【特别提示】

良性、恶性胸膜增厚鉴别困难时常常需要做穿刺活检。

四、胸膜肿瘤

胸膜肿瘤常见的有胸膜间皮瘤和胸膜转移瘤。

（一）胸膜间皮瘤

【病因病理和临床表现】

胸膜间皮瘤患者多有石棉接触史，其发病率较普通人群高，发生在胸膜的脏层与壁层，来源于胸膜的间皮细胞和纤维组织，一般分成局限型和弥漫型。局限型胸膜间皮瘤多为良性，少数为恶性；弥漫型均为恶性。良性胸膜间皮瘤常无临床症状，恶性胸膜间皮瘤常有胸痛、咳嗽、发热、体重下降等。

【诊断要点】

1.局限型胸膜间皮瘤

可单发或多发，沿胸膜可见圆形、椭圆形肿块，大小不一，边缘清楚，可有分叶，半数有蒂，部分肿瘤中央钙化。较大肿瘤中心可出血、坏死。增强扫描大部分肿瘤强化均匀。

2.弥漫型胸膜间皮瘤

表现为广泛不规则增厚或结节状增厚，可累及一侧全胸腔，常伴血性胸腔积液，侵犯纵隔胸膜使纵隔固定。

【鉴别诊断】

（1）肺癌根据病变同胸膜关系、病灶数目可以鉴别。

（2）胸膜转移瘤患者有肺部肿块或原发病史，鉴别困难需行活检。

（3）胸膜结核多表现为胸腔积液，无胸膜结节，CT 能做出鉴别。

【特别提示】

胸腔积液中找脱落细胞及胸膜穿刺活检是诊断的重要依据。部分患者可出现肺性肥大性骨关节病。CT 是观察胸膜增厚程度、胸膜结节和肿块的常用的有价值的方法。胸部 MRI 在少数病例诊断困难时可作为补充检查方法，临床应用较少。

（二）胸膜转移瘤

【病因病理和临床表现】

胸膜转移瘤常见于肺癌、乳腺癌、胃癌等，呈散在的结节状或不规则胸膜增厚，常伴胸腔积液。组织学大部分为腺癌。临床表现多有胸痛、咳嗽、进行性呼吸困难、体重下降等。

【诊断要点】

胸膜转移性肿瘤表现为一侧或双侧胸腔积液，积液生成快、量较多。胸膜广泛不规则增厚或结节增厚，胸膜面有多发结节，有少量胸腔积液或不伴胸腔积液。部分患者肺部有肿块和纵隔淋巴结肿大。

【鉴别诊断】

（1）胸膜间皮瘤　有时鉴别困难。

（2）胸膜结核　主要根据胸膜增厚程度、胸膜结节、原发灶鉴别。

【特别提示】

原发灶不明时，诊断较困难，CT 有一定的帮助。认真细致地寻找全身原发灶及胸腔积液细胞学检查是非常必要的。影像学动态观察有助于诊断。

第六节　其他胸部病变

一、肺部结缔组织疾病

肺部结缔组织疾病主要讲述肺间质纤维化和韦格纳肉芽肿病。

（一）肺间质纤维化

【病因病理和临床表现】

肺间质纤维化性疾病包括一系列导致肺间质进行性纤维化的原发性或继发性结缔组织疾病，原发性的主要有特发性肺间质纤维化，继发性的主要有系统性红斑狼疮、干燥综合征、类风湿关节炎等。①特发性肺间质纤维化，多见于 40～60 岁人群，男性女性发病率相近，典型症状为进行性呼吸困难，发绀。②系统性红斑狼疮是一种多脏器受累的自身免疫性结缔组织病，多见于青年女性，较易侵犯肺部和胸膜。临床多表现为发热、关节肿痛、淋巴结肿大，颜面部蝶形红斑是本病的特征性表现，累及呼吸系统可有干咳、胸痛、呼吸困难等症状。③干燥综合征也称 Sjogren 综合征，简称 SS。是一种累及全身外分泌腺的自身免疫性结缔组织病，主要侵犯泪腺和涎腺，以眼、口腔和皮肤干燥为主要症状。以中年女性多见，病因尚不明了。它们在影像学的表现均较相似，属于典型的"同影异病"，均表现为肺间质纤维化改变。

【诊断要点】

（1）两肺多发斑片状浸润性阴影，以两下肺野为著，系统性红斑狼疮具有游走的特点，常伴有心包积液、两侧胸腔积液及两侧胸膜粘连、肥厚。

（2）两肺间质性病变，两肺多发磨玻璃样及网格状阴影，两肺多发散在结节灶。

（3）盘状肺不张。

（4）胸腔积液和胸膜肥厚。

（5）肺门阴影增大等。

【鉴别诊断】

需同肺部感染、转移瘤、肺结核等鉴别。

【特别提示】

肺部 CT 表现缺乏特异性，需与临床资料和实验室检查密切结合。大部分肺间质纤维化给予激素治疗效果良好。干燥综合征也可继发于系统性红斑狼疮、类风湿关节炎等。

（二）韦格纳肉芽肿病

【病因病理和临床表现】

韦格纳肉芽肿病（WG）是一种坏死性血管炎性肉芽肿性疾病，原因不明。分为鼻咽型和肺型。肺型主要表现为咳嗽、咯血、呼吸困难及胸膜病变等。WG 患者血清中存在抗中性粒细胞胞质抗体（ANCA），支气管肺泡灌洗液 ANCA 阳性率达 100%。

【诊断要点】

（1）斑片状模糊影，双侧或单侧分布，密度较低，边界不清，有时可见支气管充气征及灶性空洞。模糊影可以自行消失，或具有游走性。

（2）部分可以伴间质性病变，表现为弥漫性网格状阴影或结节状影，有间质纤维化。

（3）胸膜增厚或胸腔积液。

【鉴别诊断】

主要与肺炎、特发性肺间质纤维化，硅沉着病等相鉴别。

【特别提示】

经支气管镜活检和支气管肺泡灌洗液检查对早期诊断肺型 WG 具有重要意义。

二、肺血管畸形

【病因病理和临床表现】

肺血管畸形包括肺动静脉瘘、肺血管与胸主动脉瘘、肺血管与肋间动脉交通畸形等。以前者为最常见。肺动静脉瘘又称肺动静脉畸形（PAVM），是一种临床少见的疾病，是肺部的动脉和静脉未通过正常的肺毛细血管而直接交通形成的血流短路。多为先天性发育异常所致。患者多无症状，病情较重者主要表现为发绀、杵状指、呼吸困难及红细胞增多症。肺动脉与主动脉或肋间动脉交通可继发肺动脉高压等。

【诊断要点】

1.结节型肺动静脉畸形

表现为肺内边缘清晰锐利的结节影，可呈分叶状，并可见粗大扭曲的血管分支影与结节相连呈"血管蒂"征。CT 增强动态扫描，病变强化迅速、明显且持续强化，左心室可提前显影。

2.单纯型肺动静脉畸形

表现为 1 支供血动脉和 1 支引流静脉异常交通。

3.复杂型肺动静脉畸形

表现为 1 支以上供血动脉和（或）1 支以上引流静脉异常交通，也可以表现为弥漫性肺小动静脉瘘。CT 显示为广泛分布的小结节或扭曲状影，增强明显强化。

4.肺动脉与胸主动脉交通

表现为胸主动脉与肺动脉有直接相通的异常血管结构。

5.肺动脉与肋间动脉交通

畸形表现为肋间动脉与肺动脉有直接相通的异常血管结构，呈多发扭曲、扩张结构不清的血管祥。

【鉴别诊断】

（1）需同周围型肺癌、结核球、炎性假瘤、错构瘤相鉴别。肺血管畸形同肺内肿块的区别是 CT 动态增强可见明显强化，并见肺静脉和右心房提早出现，同时结合结节的形态、边缘、内部结构予以区别。

（2）需同肺动脉瘤、肺静脉曲张相鉴别。肺动脉瘤发生在肺动脉各级分支；肺静脉曲张常发生于肺静脉进入左心室处。CT 很难鉴别，可行肺动脉造影做出诊断。

【特别提示】

螺旋 CT 三维重建及 CT 血管造影可观察肺血管与肺动静脉瘘的立体形态与关系，为临床治疗提供更为全面详细的指导。

三、肺不发育和发育不全或肺动脉先天性缺如

【病因病理和临床表现】

肺不发育和发育不全或肺动脉先天性缺如是一种少见的先天性畸形，常合并其他组织和器官发育障碍。患者可有发热、咳嗽、咳痰等症状，患侧胸廓萎陷，呼吸音减弱或消失。肺动脉先天性缺如一般无临床症状，多在其他疾病导致低氧血症或体检时发现。

【诊断要点】

（1）患侧肺萎陷，胸腔内无含气肺组织及支气管影。

（2）健侧肺代偿性肺气肿，心脏纵隔向患侧移位，健侧肺可向患侧疝入。

（3）常伴有脊柱半椎体畸形、患侧肺动脉缺如等其他组织和器官发育畸形。

（4）先天性肺动脉缺如，CT 增强扫描未见肺动脉显示。

【鉴别诊断】

1.肺不张

大叶性肺不张在纵隔旁有三角形致密影，而肺不发育和发育不全则无，且其易伴有半椎体等其他畸形，支气管造影或肺动脉造影可明确。

2.肺隔离症

CT 动态增强可见异常供血血管。

3.肺动脉栓塞

行肺部增强扫描，结合临床表现能鉴别。

【特别提示】

影像学有特征性表现，螺旋 CT 胸部平扫加三维重建常能明确诊断。先天性肺动脉缺如需要与肺动脉栓塞鉴别。

四、肺隔离症

【病因病理和临床表现】

肺隔离症是一种少见的先天性肺发育异常，其主要特点是隔离肺为来自体循环异常分支供血的一段无功能肺组织块，它不与气管、支气管相通。本病分为肺叶内型和肺叶外型，肺叶内型肺隔离症与正常肺有同一个脏胸膜，肺叶外型肺隔离症则有独立的脏胸膜包绕。最常见为肺叶内型。临床表现主要有反复发作的发热、胸痛、咳嗽、咳痰、咯血或肺部炎症。以青少年多见，多发生于左肺下叶后基底段。

【诊断要点】

（1）肺内囊性、实性或囊实性密度病变，尤其是发生于青少年左肺下叶后基底段，应首先想到本病的可能。

（2）病变周围常伴发感染及肺气肿。

（3）本病最重要的是显示肺内病灶有来自体循环的异常分支供血动脉。

（4）病变与肺支气管血管束结构之间的相互关系可以基本判断肺叶外型和肺叶内型。

【鉴别诊断】

1.肺炎、肺不张

多呈均匀性实质病变；肺隔离症常为囊性或混合性病灶，有异常供血动脉。

2.肺癌

边缘粗糙，可有毛刺，无异常供血血管。

3.肺囊肿

壁薄，无强化，无异常供血动脉。

4.肺脓肿

根据增强表现和临床表现可以鉴别。

5.后纵隔神经源性肿瘤 多呈哑铃状,相邻椎体及椎间孔有骨质改变,可做出区别。

【特别提示】

螺旋CT及三维重建技术能清楚显示肺隔离症病灶内部及周围情况,清楚直观地显示异常体部供血动脉及引流静脉,为定性、定位诊断提供最有价值的信息,也为外科手术提供了良好的解剖关系。

参考文献

[1].金征宇，龚启勇.医学影像学[M].北京：人民卫生出版社，2015.

[2].王骏.医学影像后处理技术[M].南京：东南大学出版社，2015.

[3].（德）德纳特,梁长虹.医学影像学诊断与鉴别诊断（第六版）.曾辉译.[M]北京：人民军医出版社，2013.

[4].白人驹.医学影像诊断学[M].北京：人民卫生出版社，2010.

[5].丁建平，王霄英.医学影像学读片诊断图谱[M].北京：人民卫生出版社，2013.

[6].章伟敏.医学影像技术学 MR 检查技术卷[M].北京：人民卫生出版社，2014.

[7].（美）艾森伯格.临床影像鉴别诊断图谱[M].科学出版社，2012.

[8].王振宇.人体断面与影像解剖学[M].北京：人民卫生出版社，2010.

参考文献

[1] 高丽平. 实用超声诊断学[M]. 北京: 人民卫生出版社, 2014.

[2] 李宝宏. 影像诊断及介入治疗新进展[M]. 北京: 人民卫生出版社, 2015.

[3] 陈明. 影像诊断与介入治疗临床应用及并发症处理对策[M]. 长春: 吉林科学技术出版社, 2013.

[4] 张雪梅. 影像诊断学[M]. 北京: 人民卫生出版社, 2016.

[5] 王振常, 王晓英. 影像学基础与临床应用[M]. 北京: 北京科学技术出版社, 2013.

[6] 胡国强. 医学影像诊断与治疗技术[M]. 北京: 人民卫生出版社, 2014.

[7] 刘军. 医学影像诊断与临床应用[M]. 北京: 科学技术出版社, 2012.

[8] 赵维安. 人体断面影像解剖学[M]. 北京: 人民卫生出版社, 2010.